KLAUSBERND VOLLMAR

Das kleine Buch der

FARBEN

KÖNIGSFURT-URANIA

Bibliographische Information der Deutschen Nationalbibliothek
Die Deutsche Nationalbibliothek verzeichnet diese Publikation in der Deutschen Nationalbibliographie; detaillierte bibliographische Daten sind im Internet über http://dnb.d-nb.de abrufbar.

Originalausgabe
Krummwisch bei Kiel 2008

D-24796 Krummwisch
www.koenigsfurt-urania.com

Umschlagbild: www.photocase.com / Inga Böse (rachel)
Umschlaggestaltung: Antje Betken, Oldenbüttel

Illustrationen: © by Monika Obser, msobser@gmx.de
Redaktion: Ines Lühr
Satz und Layout: Antje Betken, Oldenbüttel
Druck und Bindung: Uniprint
Printed in EU

ISBN 978-3-89875-196-4

Inhalt

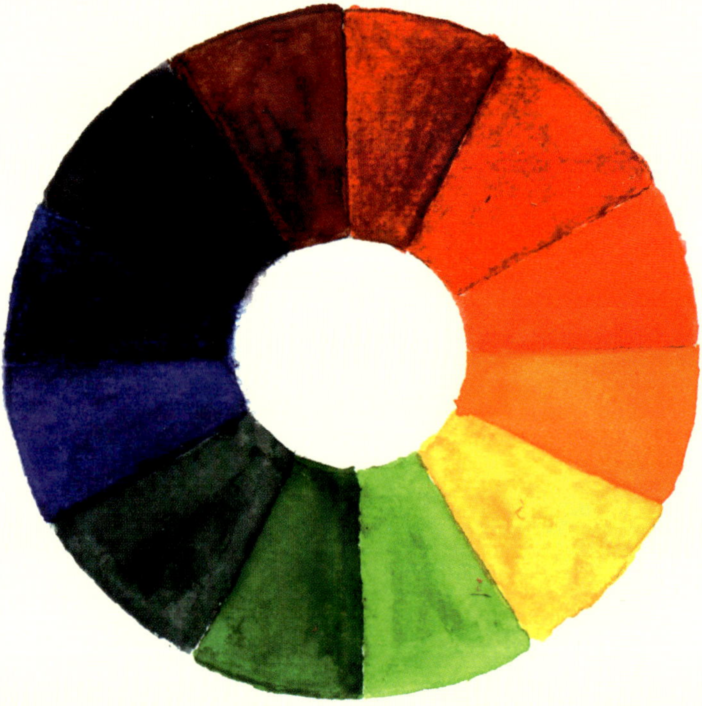

Farbkreis nach Newton

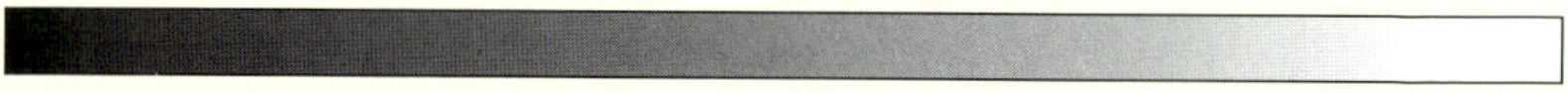

Die Anordnung der unbunten Farben (Grautöne)

Die Sprache der Farben

Farben sind eine Sprache. Sie kommunizieren Gefühle, Einstellungen und Stimmungen. Die acht Farben (Blau, Gelb, Rot, Orange, Violett, Grün, Schwarz und Weiß) sind wie die Fenster beim Betriebssystem MS Windows, die Einblicke in eine andere Welt oder ein anderes Programm geben. Sie bieten zehn elementare Erlebnisfelder.

Die drei Primärfarben **Gelb, Blau, Rot,** die als Oberflächenfarben die Grundelemente aller Farben bilden, drücken auf der kommunikativen Ebene grundlegende Gefühle und Qualitäten aus. Die drei Sekundärfarben **Grün, Violett und Orange,** die sich aus den Primärfarben mischen, drücken auf der symbolischen Ebene ebenfalls Gemischtes, also auch Differenziertes aus.

Grün, Violett und Orange verhalten sich komplementär zu Rot, Gelb und Blau, das heißt sie mischen sich mit diesen zu den sogenannten bunten Grautönen, die im Volksmund als **Brauntöne** bezeichnet werden.

Die unbunten Farben geben das Spektrum der **Grautöne** zwischen **Schwarz** und **Weiß** wieder. Während die bunten Farben seit Sir Isaac Newton (1643–1727) im Farbenkreis dargestellt werden, da dieser die Verhältnisse der Farben untereinander ideal verdeutlicht, werden die unbunten linear auf einem geraden Streifen dargestellt, der im Ideal feinste Grautonübergänge aufzeigt, wie sie in der Schwarz-Weiß-Fotografie vorkommen.

Das ist in Kürze die Grammatik der Farben.

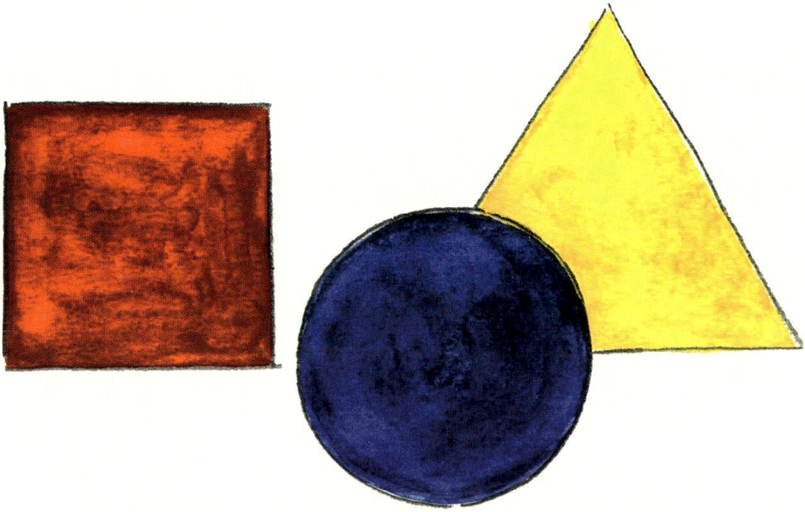

Primärfarben ■ ● ▲

Primärfarben oder Grundfarben werden die Farben genannt, die eine bestimmte Kultur, eine Epoche oder auch nur Gruppe für Primärfarben hält – so lautet die moderne wissenschaftliche Definition. Im engeren Wortverständnis stellen die Primärfarben die ungemischten Farben dar beziehungsweise die Farben, die man sich nicht aus anderen Farben ermischen kann.

In der Antike galten als Grundfarben Schwarz, Weiß, Rot und Gelb. Bezeichnenderweise fehlte Blau, wofür es in der Antike keine oder nur ungenaue Farbbezeichnungen gab. Heutzutage werden landläufig die Farben Rot, Gelb, Blau und Grün als Grundfarben betrachtet, obwohl Grün keine Primärfarbe der Oberflächenfarbe im eigentlichen Sinne darstellt.

Vierersysteme der Grundfarben waren seit der Antike beliebt, da man Farben mit den vier Körpersäften und vier Temperamenten verband.

Nach der Lehre der Körpersäfte und Temperamente von Hippokrates (Hippokrates von Kos, 460–370 vor unserer Zeitrechnung) folgte:

Rot – Blut – Sanguiniker
Weiß – Schleim – Choleriker
Gelb – gelbe Galle – Phlegmatiker
Schwarz – schwarze Galle – Melancholiker

Diese Zuordnung sollte noch bis in die Neuzeit die konventionelle Farbsymbolik prägen.

Das auf der Physik und Physiologie beruhende System der drei Grundfarben Rot, Gelb, Blau erschien zum ersten Mal um 1600, setzte sich aber erst gegen Ende des 19. Jahrhunderts durch.

Die analytische Psychologie sieht in Anlehnung an Carl Gustav Jung (1875–1961) die Grundfarben als archetypische Symbole an. Das heißt, dass die Bedeutung dieser Symbole überpersönlich, überkulturell und besonders wirksam ist. So wird zum Beispiel Rot in allen Kulturen als belebende bis aggressive Farbe angesehen. Blau wird in allen uns bekannten Kulturen als beruhigende Farbe erlebt, Gelb als geistig anregend. Rot gibt uns Kraft zum spontanen Handeln, Gelb lässt uns kommunizieren und Kontakte zum Du knüpfen, Blau sammelt und beruhigt uns.

In der Bauhausbewegung und im holländischen *De Stijl* (1917–1931) wurden die drei Primärfarben bevorzugt. Die Maler Piet Mondrian (1872–1944) und Wassily Kandinsky (1866–1944) setzten sich während der langen Perioden ihres Schaffens mit reinen Farben auseinander.

Normalerweise sehen wir als Primärfarben Rot, Gelb und Blau an. Beim Vierfarbdruck werden jedoch die Farben differenzierter betrachtet. Hier bezeichnet man als Grundfarben die drei Farben, die den Farbrezeptoren im Auge entsprechen.
Das sind die Farben:

- ● C für **Cyan** – ein Blaugrün, das häufig auch als Türkis bezeichnet wird (um 510 Nanometer)
- ■ M für **Magenta** – ein kaltes Rot, das der Farbe Purpur entspricht (um 390 Nanometer)
- ▲ Y für **Yellow** – ein Gelb, das unserem reinen Gelb entspricht (um 575 Nanometer)

Die landläufig als Rot bezeichnete Farbe ist eine Mischfarbe aus Magenta und Yellow, die landläufig als Blau bezeichnete Farbe ist eine

Mischfarbe aus Cyan und Magenta. Yellow entspricht der Farbe, die wir üblicherweise als Gelb bezeichnen.

Dazu kommt beim Vierfarbdruck noch die Farbe **Schwarz**, die dort **K** bezeichnet wird für »key colour« (Schlüsselfarbe). Schwarz muss beim Druck als Grundfarbe hinzugenommen werden, da nur so ein gesättigter Schwarzton druckbar ist. K verstärkt die Kontraste und gibt dem Druckbild Tiefe.

Da ein guter Farbdruck wie zum Beispiel der Ihres Farbdruckers diese vier Druckerfarben benötigt, spricht man auch vom CMYK-Drucksystem.

Literatur
In allen wesentlichen Farbenbüchern finden Sie einen Abschnitt zu den Primärfarben:
Faber, Stephanie: Mein Farbenbuch. (Goldmann Verlag), München 1987
Frieling, Heinrich: Praktische Farbenlehre, München o. J. (1956)
Heller, Eva: Wie Farben wirken. (Rowohlt Verlag) Reinbek 1989
Theroux, Alexander: Primary Colors. Three Essays. (Holt Henry & Co) New York 2000
Welsch, Norbert; Liebmann, Claus Christian : Farben. (Spektrum Akademischer Verlag) Heidelberg 2004

Internet
www.gelberg.de/primaerfarben.de
www.busch-jaeger.de/de/apps/farben/ff_primaer.html

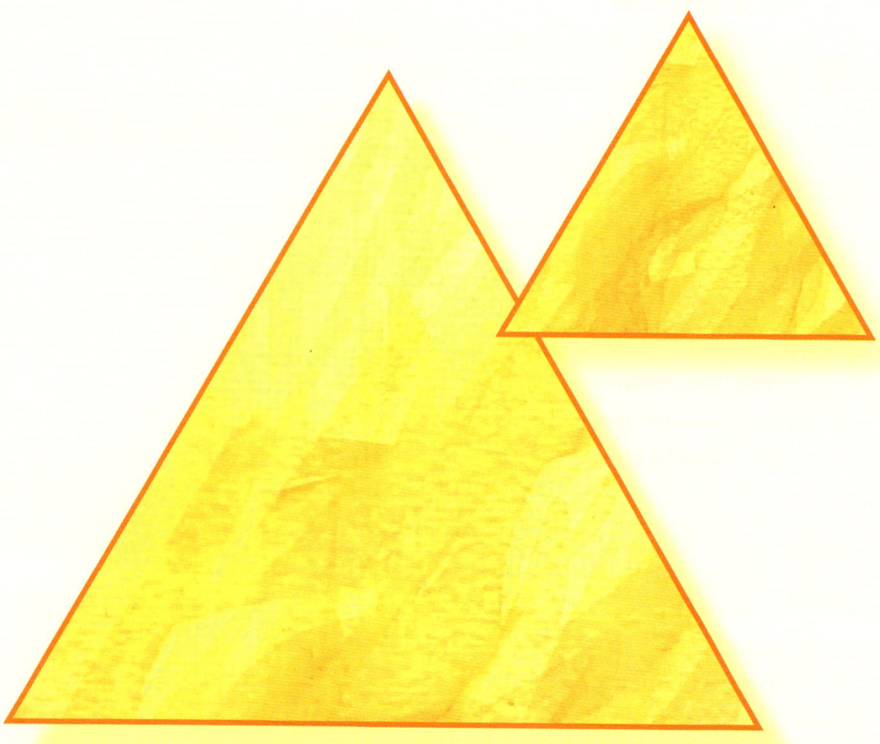

Gelb

Wellenlänge 600 – 550 Nm, 520 – 590 Billionen Schwingungen/Sek.
Primärfarbe, »farbiger Stellvertreter des Lichts«,
hellste Farbe des Farbenkreises,
geringe Farbreichweite,
warme Farbe.
Druckfarbe:
Y (Yellow) oder nach den rationalen Farbbezeichnungen nach Harald Küppers C 00 / M 00 / Y 99 / K 00 (kein Cyan, kein Magenta, 99% Yellow, kein Schwarz – 1% Unreinheiten der Farbe)
Symbolik:
Licht (wie Weiß), Geist/Intellekt, Kommunikation, weibliche Farbe
Psychologische Wirkung:
baut Ängste ab, Aufmunterung, Optimismus, Klarheit, Wärme, kann nervös machen durch zu viel Anregung

Reines Gelb liegt etwa zwischen der Farbe Gummigutt, die auch Gamboge genannt wird (eine leicht ins Orange spielende, beliebte Künstlerfarbe, die je »gelber« wirkt, desto dünner sie aufgetragen wird) und Saftgrün. Es wird auch Echtgelb genannt. Roy Lichtenstein (1923–1997) nutzte dieses Gelb in seinen Comicbildern.

Durch Blaueinmischung entstehen giftige Farbtöne, welche die meisten Betrachter unserer Kultur ablehnen. Wird hingegen Rot eingemischt, entsteht ein warmes Gelb, das in Asien und auch in unserer Kultur beliebt ist.

Gelb ist die Farbe der Kommunikation, der Ausweitung und des Austausches sowie der Offenheit. Wenn Sie ein monochromes gelbes Bild malen, werden Sie sogleich bemerken, dass Gelb schwer nur in eine Farbfläche zu bannen ist. Es will ausstrahlen wie der Geist beziehungsweise der Intellekt.

Im jüdisch-christlichen Bereich werden traditionell die Synagogen und der Erzengel Gabriel (als Engel der Verkündigung) gelb dargestellt. Die klassische Astrologie symbolisiert das Sternzeichen Löwe mit Gelb, das als das kommunikativste Zeichen gilt. In der Alchimie diente die sogenannte Gelbung (*Citrinitas* oder *Xanthosis*) der geistigen Durchdringung der Materie. Im hinduistischen und buddhistischen Kulturkreis sieht man das Kraftzentrum, mit dem der Mensch sich in der Außenwelt auseinandersetzt, von gelber Qualität geprägt.

Alle diese Beispiele zeigen, dass Gelb grundsätzlich mit

- Geist/Intellekt/Reflektion
- Kommunikation
- Ausweitung

zu tun hat. Dies scheint archetypisch zu sein und erklärt, warum die Post sich gelb darstellt und alle Kommunikationskabel nach internationaler Norm gelb gefärbt sind.

Jede Farbe besitzt in ihrer Symbolik zwei Pole. Am positiven Pol des Symbolfeldes stellt sich Gelb als Farbe des Lichts und somit der Erkenntnis dar. An dessen negativen Pol finden wir das giftige Gelb. Der Volksmund sagt: »Gelb ist der Neid« und blickt damit auf den negativen Pol. Diese Aussage kommt daher, dass Gelb auffällt. Deswegen wurde es bis in die Neuzeit hinein benutzt, um Außenseiter unserer Gesellschaft zu kennzeichnen. Juden, Huren und Bankrotteure mussten zum Beispiel in manchen Gegenden Mitteleuropas auffällig gelbe Accessoires tragen, um sie sogleich zu erkennen. Gelb lässt in der Tat etwas leichter erkennen, weil ein gelber Gegenstand größer wirkt, als er in Wirklichkeit ist. Deswegen war Gelb in China die Farbe des Kaisers, der mit dieser Farbe seine Größe unterstützte. In Europa waren verständlicherweise die mit Gelb Diskriminierten neidisch auf die anderen Mitglieder der Gesellschaft. Von daher stammt der gelbe Neid, aber auch davon, dass einem bei Neid und Eifersucht nach Vorstellung des Hippokrates die gelbe Galle aufstößt.

Gelb wurde oft als weibliche Farbe angesehen, was unter anderem daran liegt, dass der Geist in der Antike als weiblich betrachtet wurde *(Sophia)*. Besonders der Taoismus (eine verbreitete Ausprägung der chinesischen Philosophie) sieht die weibliche Seite beim Mann und der Frau von gelber Energie geprägt. In unserem Kulturkreis ist es die germanische Liebesgöttin Freya, die stets gelb dargestellt wird. Hinzufügend ist zu erwähnen, dass im antiken Griechenland Göttinnen und Jungfrauen safrangelbe Kleider trugen.

Bei dieser Symbolik ist es erstaunlich, dass eine nach außen gerichtete Farbe als weiblich angesehen wird, wobei doch die Farbgeste eher männlich-phallisch wirkt. Das mag wohl an der Zartheit dieser Farbe liegen, die immer wieder in diesen Kulturen betont wird. Sie meinen das warme Safrangelb und nicht jenes kalte Gelb, das ins Auge sticht und »Achtung!« sagt.

In Europas Mode galt freilich über lange Zeit Gelb als die unmännlichste aller Farben. Das erklärt sich daraus, dass gelbe Kleidung ihren Träger leicht blass wirken lässt – es sei denn, er ist gut gebräunt. Außerdem betont Gelb die Körperfülle und ist nach dem Schönheitsideal der letzten zwanzig Jahre nur von schlanken Frauen vorteilhaft zu tragen (speziell noch, wenn sie Frühlings- oder Wintertypen sind).

Vom Ende des 19. bis zum Anfang des 20. Jahrhunderts war Gelb allerdings derart beliebt, dass man diese Zeit »das gelbe Zeitalter« nannte. Gelbe Seidenkleider galten bei Frauen als hochmodern und äußerst erotisch. Henri de Toulouse-Lautrec (1864–1901) trug nicht zuletzt zur Beliebtheit des Gelbs durch seine Plakate bei, auf denen er ausgiebig ein leuchtendes Gelb benutze.

Farbheilung

Gelb harmonisiert das Nervensystem, löst Bockaden, wirkt antidepressiv und stärkt die Konzentration. Es fördert die Klarheit und schafft eine optimistische Atmosphäre, da es Ängste mindert.

Zu viel Gelb macht jedoch nervös und kann zu Übertreibungen führen.

Gelb als hellste aller bunten Farben baut viel Sehpurpur (Rhodopsin) in den Stäbchen des Auges ab. Dadurch tritt es in den Vordergrund und fällt auf. Gelb wirkt anregend. Speziell für Menschen mit einer Tendenz zur depressiven Verstimmung wirkt es heilend, da es hilft, deren Trägheit und dunkle Stimmungen zu überwinden. Für überaktive Menschen kann jedoch Gelb eher Anspannung als ein Wohlgefühl erzeugen. Der agitierte Geist wird in diesem Fall schnell zum leichtsinnigen und wahnwitzigen Geist. Da Gelb anregt, benötigen Schmerzpatienten eine höhere Dosis von Schmerzmitteln, wenn sie in gelben Räumen untergebracht sind.

Ferner beflügelt Gelb den Geist. Es macht ideenreich, kreativ und schafft Klarheit. Weil es einen lockeren Optimismus schafft, fühlen sich die meisten Menschen mit Gelb wohl. Allerdings darf dieses Gelb nicht getrübt sein oder zum Grünlichen hin tendieren. Ansonsten schafft die Farbe eine positive Energie. Sie baut Ängste und Verspannungen ab. Wer häufig geistig angespannt ist und schwer entspannen kann, dem hilft besonders ein warmer Gelbton. Eine gelbe Decke über den Schultern gelegt oder besser noch der Blick auf eine gelbe Wand schafft eine ruhige geistige Klarheit.

Falls Sie die Wand gelb streichen, auf die Sie schauen, wenn Sie am Schreibtisch sitzen, werden Ihnen die Tücken des Gelb deutlich: Sehen Sie Gelb auf einem Farbkärtchen, dann tendiert es dazu, eher warm zu wirken und somit eine gute Stimmung zu versprechen. Das gleiche Gelb wird auf einer größeren Fläche wie der Wand kälter wirken. Sie werden von der Wirkung dieses Gelbs enttäuscht sein. Es wird einen leichten Grünstich aufweisen, der alles Wohlgefühl zerstört. Bei Farbkärtchen sollte man bei Gelbtönen eine Abtönung wärmer wählen, als die Farbe, die man wirklich haben möchte.

Als der Maler der Farbe Gelb wird stets Vincent van Gogh genannt. Seit der Veröffentlichung der Bilder der Prinzhorn-Sammlung (Sammlung des Nervenarztes Hans Prinzhorn [1886–1933] von Bildern psychischer Kranker) schien es sich zu bestätigen, dass Geisteskranke sich mit Vorliebe der Farbe Gelb zuwenden. Eine der klassischen Hypothesen lautet, dass sie sich mit Gelb zu stabilisieren suchen, da sie sich von der Klarheit des Gelbs eine Heilung ihrer Verwirrtheit versprechen. So falsch scheinen diese Kranken nicht zu liegen, denn merken Sie es nicht ebenfalls: ein gelber Raum, gelbe Gegenstände senden Licht in ein trübes Gemüt und verhelfen zur Klarheit.

Zum Farbheilen müssen Sie nicht unbedingt malen oder Ihr Zimmer gelb streichen. Sie können auch Tücher oder Farblicht benutzen. Einfarbig gelbe Bettwäsche hilft ebenso wie das Tragen von gelber Unterwäsche. Wer es bequem liebt, der stellt sich mit geschlossenen Augen ein klares Gelb vor.

Weitere Heilwirkungen der Farbe Gelb

Als Farbe der Reinigung

- ▲ fördert Gelb die Ausscheidungsfunktion und entgiftet, da es die Nieren anregt
- ▲ regt es den Blutdruck an und stabilisiert ihn
- ▲ stärkt ein kaltes Gelb das Immunsystem und regt die Thymusdrüse an
- ▲ aktiviert es einen trägen Magen
- ▲ wirkt es hautreinigend (gelbe Seife ist zu empfehlen)

Gelb ist zu meiden, wenn Sie

- ▲ nervös
- ▲ sehr sensibel
- ▲ aufgeregt sind
- ▲ und wenn Sie Gelb nicht leiden können.

Steine

Die zuvor erwähnten Heilwirkungen können auch mit Edelsteinen bzw. Halbedelsteinen erreicht werden, die man entweder regelmäßig betrachtet, bei sich trägt oder auf den Körper auflegt, wobei die Nabelgegend der ideale Ort ist, um die Heilkraft gelber Steine sich entfalten zu lassen. Aber der Einsatz von Steinen bei der Heilung ist stets nur unterstützend. Er ersetzt keineswegs eine heilpraktische oder ärztliche Behandlung.

▲ **Bernstein** – Härte 2–2.5
Fossiles Harz, das gegen Allergien, Hauterkrankungen und Rheuma wirkt. Es stärkt die Reinigungskraft des Organismus.
Historisch: Kindern wurde beim Zahnen eine Bernsteinkette umgehängt.

▲ **Beryll** – Härte 7.5–8
Unterstützt wie Bernstein die Reinigungskraft des Körpers.
Historisch: Der Gelbe Beryll galt als Schutzstein bei Reisen. Er soll gegen Heimweh und Reisefieber wirken.

▲ **Diamant** – Härte 10 (der härteste aller Edelsteine)
Diamanten werden Sie wahrscheinlich aus Kostengründen nicht zum Heilen benutzen. Strohgelb ist die bei Rohdiamanten am häufigsten anzutreffende Farbe. Der Diamant entfaltet seine Heilkraft erst ab einem Karat.
Historisch: Diamanten werden zur Förderung geistiger Klarheit als Schmuck getragen, speziell in Königskronen.

▲ **Saphir** – Härte 9
Die gelben Saphire gelten als besonders wertvoll. Auch sie unterstützen die Klarheit des Denkens und die Reinigungskräfte des Körpers.
Historisch: Man sagt dem Saphir nach, dass er Körper und Seele verbindet. Saphir-Ketten trug man gegen Geschwüre und Wucherungen.

▲ **Schwefel** – Härte 3
Gediegener Schwefel leuchtet Schwefelgelb. Er wirkt reinigend bei Hautproblemen und Gicht, indem dieses Mineral auf die befallene Stelle gelegt wird.
Historisch: Schwefel wurde als Heilstein gegen Rheuma und Gicht an einer Kette oder in der Hosentasche getragen.

▲ **Topas** – Härte 8

Der kanariengelbe Topas unterstützt geistige Klarheit und Kreativität. Ich empfehle Ihnen, einen größeren Stein an Ihren Arbeitsplatz zu legen.

Historisch: Er wurde an einer Kette oder als Gemme getragen, um sich gegen Schizophrenie, Paranoia und Epilepsie zu schützen.

Pflanzen

Da es viele gelb blühende Pflanzen gibt, stelle ich nur einige Pflanzen beispielhaft vor.

▲ **Arnika**

Eine der gebräuchlichsten Heilpflanzen Mitteleuropas. Sie ist zu empfehlen als Creme und Gesichtswasser bei kleinen Hautverletzungen, Hautunreinheiten und zur Durchblutung der Haut. Arnika pflegt zerkratzte Hände nach der Gartenarbeit und das Gesicht nach der Rasur.

Homöopathie: ein beliebtes Mittel bei allen Verletzungen und vor und nach Operationen.

Historisch: Arnika wurde traditionell bei Herzproblemen, Muskel- und Knochenbeschwerden angewandt.

▲ **Gelbwurz**

Er wird als Bestandteil von Heiltees benutzt, speziell wegen seiner reinigenden (ausleitenden) Bitterstoffe und seiner verdauungsfördernden Wirkung.

Gewürz: Bestandteil indischer Currymischungen.

Historisch: Er wurde als Färbemittel genutzt.

▲ **Ginster**

Ginster hilft als Bachblüte »Gorse« gegen Unruhe und Nervosität.

Historisch: altes Hexenkraut. Carl von Linné (1707–1787) ehrte das Gelb des Ginsters, indem er auf die Knie sank, als er den gelbblühenden Ginster in England vor violettem Heidekraut (Komplementärfarbe) sah.

▲ **Ingwer**

Wirkt magenberuhigend in Kräutertees, aber auch in kandierter Form. Eines der besten Mittel gegen Seekrankheit.

TCM (traditionelle chinesische Medizin): Sie setzt den Kälte-Wind-Tee gegen Erkältungen und besonders gegen Schnupfen ein. Er besteht aus Ingwer, Honig und Wasser, die zusammen aufgekocht werden. Es ist wichtig, ihn bei den ersten Anzeichen einer Erkältung zu nehmen.

▲ Löwenzahn

Als Tee geeignet, besonders wirkungsvoll von der Wurzel. Er wirkt entgiftend und ableitend, stärkt die Leberfunktion und hilft beim Kater nach Alkoholgenuss. Löwenzahn ist eines der stärksten pflanzlichen Antibiotika.
Historisch: Er wurde vom Mittelalter bis in die Neuzeit als Allerheilmittel angewandt.

▲ Ringelblume

Als Hautsalbe empfehlenswert bei kleineren Verletzungen (ähnlich wie Arnika). Auch als Tee zur Entgiftung geeignet.
TCM (traditionelle chinesischen Medizin): Mittel in Tees zur Entstauung der Leber.
Historisch: Hildegard von Bingen lobte den Ringelblumentee zur Stimmungsaufhellung.

▲ Gelbe Rose

Gelbe Rosen duften meist stärker als Rosen anderer Farbe – ihr Duft entspricht ihrer ausladenden Farbgeste. Die Blätter der gelben Rosen eignen sich für Tees, als Badezusatz und als Duftspender. Das Riechen an einer gelben Rosenblüte klärt den Geist, Rosenwasser reinigt die Haut und Rosentee wirkt stimmungsaufhellend.
Historisch: Prosituierte verschickten gelbe Rosen an ihre Kunden. Ansonsten verschenkte man gelbe Rosen, wenn rote Rosen zu anzüglich wären.

▲ Safran

Heute wird Safran als Gewürz benutzt. Er ist das teuerste aller gebräuchlichen Gewürze. Safran stärkt die Niere und Leber und fördert damit die Entgiftung – zu empfehlen bei der Entwöhnung von Rauchern.
Historisch: Eine der ältesten Heilpflanzen der Menschheit. Safran wird bei Homer, Plinius, Vergil und Shakespeare erwähnt und auf altägyptischen Bildern dargestellt. Safran diente seit Tausenden von Jahren als Allerheilmittel. Er wurde als Pulver mit gewürzter Speise eingenommen. Als Aphrodisiak und als ein beliebtes Mittel gegen den Kater wurde er gepriesen.
Der englische Tudorkönig Heinrich VIII. liebte Safran über alles und förderte den Safranhandel. Außerdem färbten sich die Frauen an den europäischen Höfen ihre Haare mit Safran. Wolle und Leinen wurden ebenfalls mit ihm gefärbt wie auch Teppiche.

Weitere Ausführungen zum Safran finden Sie im Kapitel zur Farbe Orange.

Lebensmittel

Grundsätzlich gehört zu einer ausgewogenen Ernährung, dass Lebensmittel möglichst vieler Farben verspeist werden.
Auffallend ist, wie viele gelbe und gelbbraune Rauschmittel es gibt:

- **Bier**
- **fast alle Brandys, Whiskys**
- **viele Sorten von Rum, Tequila und weiteren spirits** (Spirituosen)
- **gelber Chartreuse**
- **Pernod**
- **Tabak**
- **Tee** (schwarzer)

Leiden Sie unter einem niedrigen Blutdruck, Verdauungsproblemen oder irgendwelchen Energiestaus, sollten Sie darauf achten, genügend gelbe Lebensmittel zu essen. Dazu gehören:

- **Ananas**
- **Banane**
- **Birne**
- **Grapefruit**
- **Limone**
- **Mais**
- **Melone**
- **Mirabelle**
- **gelber Paprika**
- **Pfirsich**
- **Quitte**
- **gelbe Rübe**
- **Safranreis**
- **Wachsbohnen**
- **Zitrone**
- **Zwiebel**

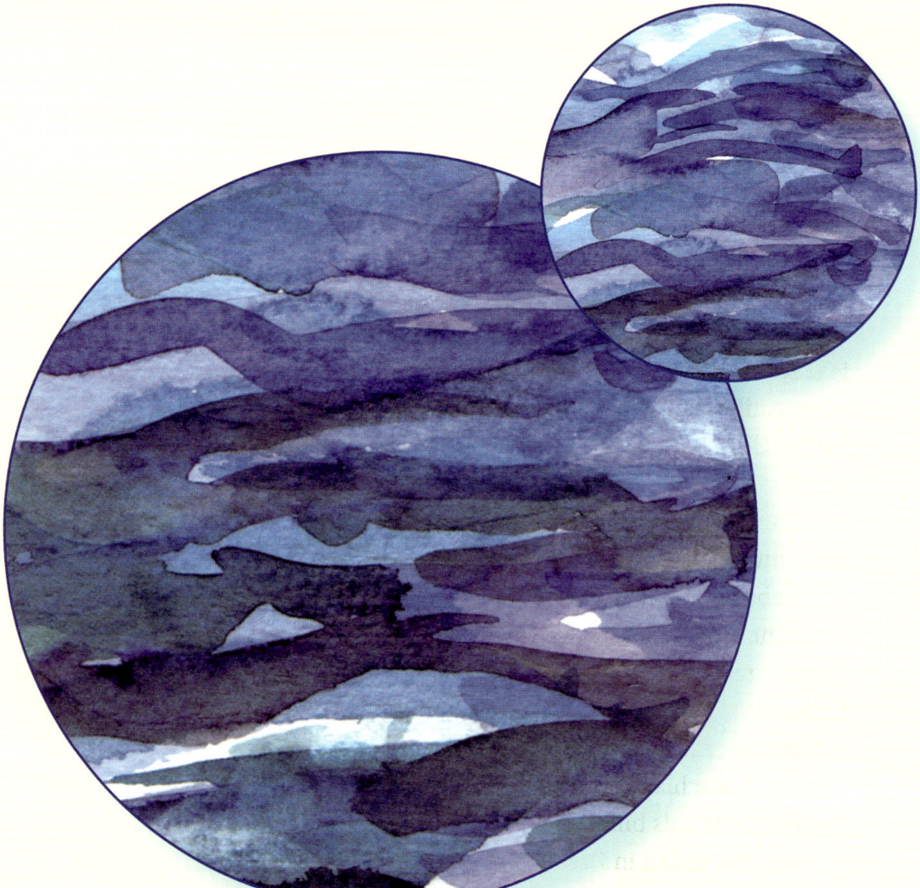

Blau

Wellenlänge 500 – 450 Nm, 670 – 700 Billionen Schwingungen/Sek.
Primärfarbe, »farbiger Stellvertreter der Finsternis«,
große Farbreichweite,
kalte Farbe (Kältepol des Farbenkreises).
Druckfarbe:
Cyan oder nach den rationalen Farbbezeichnungen nach Harald Küppers C 99 / M 00 / Y 00 / K 00 (99% Cyan, kein Magenta, kein Yellow, kein Schwarz – 1% Unreinheiten der Farbe)
Symbolik:
Schutz, Sehnsucht, Treue, Beständigkeit
Psychologische Wirkung:
beruhigt, entspannt und dämpft, macht »cool« und gelassen, erhöht Bereitschaft zur Introspektion, Stimmung der Sicherheit

Das Farbspektrum von Blau reicht von Türkis (50 Prozent Blau und 50 Prozent Grün) bis zu Blauviolett. Reines Blau wird auch Ätherblau oder Anilinblau genannt. Ein speziell leuchtendes Blau ist das IKB (Yves Klein Blue©). Der französische Maler Yves Klein (1928–1962) gilt als der moderne Meister der Farbe Blau. Raffael (Raffaelo Santi, 1483–1520) beherrschte perfekt den Einsatz des Azurit, ein tiefes Blau, das heute wieder (künstlich und natürlich) hergestellt wird.

Kobaltblau gilt als das klassische mittlere Blau, das als Künstlerfarbe leicht erhältlich ist. In der klassischen Aquarellmalerei wird empfohlen, mit Kobaltblau und Karmin, die man beide abdunkelt, Mondlichtatmosphären zu gestalten. Ein reines Kobaltblau zeigt die untere Hälfte einer Kerzenflamme.

In Deutschland im 19. Jahrhundert war das Berlinerblau oder Preußischblau als billige Malfarbe beliebt. In diesem dunklen Blau mit Grünstich wurden in Berlin die S-Bahn-Anlagen gestrichen. Gemischt mit Gelb wird diese Farbe zur Herstellung gefälliger Grüntöne benutzt.

Preußischblau ist eine Farbe, die in der Natur fast nie vorkommt, aber eine gängige Farbe für Tinte war.

Blau ist die Farbe der Seele, des Gefühls und speziell der Sehnsucht. Es vereinigt Ferne wie auch Tiefe und beruhigt. Das können Sie nachempfinden, wenn Sie in der Art von Yves Klein ein monochromes blaues Bild malen und dabei auf Ihre Gefühle achten.

Von dem deutschen Dichter Novalis (Friedrich Freiherr von Hardenberg, 1772–1801) stammt der Ausdruck »die blaue Blume der Romantik«. Er geht auf dessen Romanfragment »Heinrich von Ofterdingen« zurück, das gleich damit beginnt, viele Blautöne ausgiebig zu schildern. Besonders ist jedoch die blaue Blume, aus der im Traum des Helden das Ziel all seiner Sehnsüchte entsteigt, nämlich der Tochter des Zauberers Klingsor. In diesem Bild ist all das verdichtet, was die Romantiker an Blau faszinierte:

- es zieht einen nach innen
- es drückt die Sehnsüchte der Seele aus
- es steht für die Ferne

Diese romantische Ansicht prägt noch heute unsere Sicht vom Blau. Blau ist der so ferne wie hohe Himmel, das Meer, das die Sehnsucht nach fernen Ufern weckt, und der Himmelsmantel der Maria, der die Sehnsucht nach Schutz symbolisiert. Da Blau die dunkelste Farbe des Spektrums darstellt, eignet sie sich, um unsere Seele zu beschreiben. Sie liegt uns im Dunkel und ist ein Geheimnis. Was Gelb und Rot nicht können: Blau gibt Tiefe. Es lässt uns sogleich an Wasser denken wie schon die mittelalterlichen Alchimisten, für die Blau Wasser und zugleich das Gefühl wiedergab. In heutiger Zeit drückt Blau immer noch diese Verbindung aus, wenn wir an Ausdrücke wie »blaue Jungs« für Matrosen oder das »blaue Band« für die schnellste Atlantiküberquerung denken. Die Sehnsucht nach Ferne, die Reiselust, eben die Fahrt ins Blaue wird hier angesprochen. Und jede dieser Reisen ist stets auch eine Fahrt ins Unbekannte, das nur eine solch dunkle Farbe wie Blau verbildlichen kann.

Blau ist zugleich ein Sinnbild des Beständigen. Der Volksmund sagt: »Blau ist die Treue«. Konservative Parteien lieben diese Farbe, die an preußische Disziplin erinnert. Schon Zeus, der Göttervater, suchte im Kampf zwischen Himmel und Erde seinen festen Standpunkt auf dem Azur, der in diesem Mythos ein sicherer Stein ist. Ähnlich verhält sich alttestamentarisch Gott, der sich Moses auf dem Berg Sinai, auf dem festen blauen Himmelsgrund stehend zeigt. Aus Sicht der Farbgestik ist dies verständlich. Da Blau uns in die Farbe hineinzieht, erdet es, wenn man auf einem blauen Untergrund steht. Zugleich zeigt Blau an, dass Zeus und der alttestamentarische Gott weit von uns entfernt sind. Wir können sie nur als Sehnsuchtsgestalten erfassen.

Wie alle Farben besitzt Blau auch seine Schattenseite. Die liegt zuallererst darin, dass Blau eine dunkle Farbe ist. Caravaggio (Michelangelo Merisi da Caravaggio, 1571–1610), der Peter Paul Rubens (1577–1640) und Rembrandt (Rembrandt van Rijn, 1606–1669) maßgeblich beeinflusste, hasste Blau geradezu, er nannte es ein Gift und verbannte es wegen seiner tückischen Dunkelheit von seiner Palette. Allerdings liebte Rubens Blautöne. Auch Goethe fühlte, dass Blau immer ein Stück Finsternis mit sich führt. So verwundert es nicht, wenn Blau mit Niedergeschlagenheit und Depression verbunden wird. Davon künden Ausdrücke wie der »blaue Montag«, »Blues« und im Englischen »I feel blue«. Immer wird versucht, mit Blau eine depressive Verstimmung auszudrücken. Allerdings geht der Ausdruck »blauer Montag« zugleich auch auf die Praxis der Blaufärber zurück. Sie hängten das sonntags gefärbte Tuch montags um die Städte auf. Erst durch die Oxidation durch Licht und Luft färbte sich das Tuch blau.

Pieter Breughel der Ältere (Bauernbreughel, 1530–1569) drückte seine Ablehnung von Blau dadurch aus, dass er fast immer Betrug und Torheit blau darstellte.

Bei Blau schwindet einem der Verstand, man wird ins Gefühl gezogen. Deswegen sprechen wir im Deutschen davon, dass einer blau ist, wenn er zu viel getrunken hat.

An diesem negativen Pol des Bedeutungsfelds von Blau finden wir das dunkle Blau. Der Gegensatz dazu ist das hell leuchtende Himmelblau und das klare Blau der niederländischen Meister, das unter anderem Jan van Eyck (1390–1441) und Johannes van Vermeer van Delft (1632–1675) benutzten. Auch Marc Chagall (1887–1985) liebte dieses Blau. Pablo Picasso (1881–1973) entwickelte von 1901–1904 seinen eigenen Stil in seiner »blauen Periode«, in der er nur Bilder in verschiedenen Blautönen malte. Dass Blau unter Malern nicht durchweg unbeliebt war, zeigt auch, dass viele Künstlergruppen wie zum Beispiel »Der blaue Reiter« das Farbwort blau in ihrem Namen führten.

Es sind speziell die hellen, lebendigen Blautöne, die durchweg positiv besetzt sind. Sie wurden bereits um 1400 von der Pariser Malschule für die Darstellung des Himmels entwickelt. Das nach dieser Malschule benannte Himmelblau galt über Jahrhunderte als Inbegriff der schönen Farbe. Die französischen Maler Gaspard Poussin (1613–1675), Jean-Baptiste Perronneau (1715–1783) und Maurice Quentin de La Tour (1704–1788) liebten diese Farbe und selbst Paul Cézanne (1839–1906) nutzte sie in seinen Aquarellen.

Blau gilt heutzutage vermutlich als die beliebteste Farbe in unserem westlichen Kulturkreis, da sie beruhigt. Außerdem steht sie dem Zeitgeist nahe, da sie zugleich kühlt und so dem »Coolen« entgegenkommt. Blaulicht wirkt in der Dunkelheit auffällig und ist deswegen in der modernen Gestaltung von Bars und der Werbung beliebt, wie auch bei der Polizei und der Feuerwehr, um sich den anderen Verkehrsteilnehmern nachdrücklich mitzuteilen.

Farbheilung

Medizinisch gesprochen wirkt Blau sedierend und ausleitend.

Blau beruhigt den aufgeregten und nervösen Geist. Es fördert die körperliche und geistige Entspannung. Es kühlt und schafft eine »coole« Haltung. Bei Entzündungen, Fieber und Blutungen wirkt es lindernd. Fieberkranken empfehle ich in blauer Bettwäsche zu schlafen oder ein blaues Nachthemd zu tragen.

Jede Bluthochdruckbehandlung kann mit Blaulichtbestrahlung und durch eine blaue Farbumgebung unterstützt werden.

Bei einer Erkältung wirkt ein blauer Seiden- oder Wollschal heilend. Er schützt vor Heiserkeit und Halsschmerzen und lindert Erkältungssymptome ohne Nebenwirkungen. Blau wirkt vorzüglich auf die Kehle und den Hals und auf die Schilddrüse. Blau ist die Farbe, die speziell bei Schilddrüsenüberfunktion Linderung schafft.

Psychologisch gesehen fördert Blau die Besinnung und die Innenschau, aber es kann bei Menschen mit einer Neigung zur depressiven Verstimmung diese verstärken. In der klassischen Farbheilung wendet man Blau – meist als Farblichtbestrahlung – bei aktiven und überaktiven Menschen erfolgreich an, denn es verlangsamt das Denken, entspannt und löst Nervosität auf. Fühlt man sich unwohl, da man zu aufgeregt ist und neben sich steht, ist Blau die ideale Farbe, um wieder die eigene Mitte zu finden. Ferner fördert Blau die Regeneration. Gute Erfahrung macht man mit blauer Bettwäsche bei Einschlaf- und Durchschlafstörungen, die meistens auf eine fehlende Beruhigung des Geistes zurückzuführen sind.

Wer häufig blaue Kleidung trägt, entwickelt seine Sensibilität, Hingabe und Seelenkräfte. Blau schafft eine Atmosphäre von Sympathie, Geborgenheit, Freundlichkeit und Frieden. Besonders hilfreich wirkt Blau für Choleriker oder impulsiv Handelnde, da es Gelassenheit und Geduld schafft. Zur Beruhigung und bei Entzündungen legen Heiler blaue Steine auf die entsprechenden Körperstellen. Den überaktiven,

konzentrationsgestörten Kindern empfehlen sie, blaue Edelsteine mit sich zu tragen.
Blau regt bei vielen Menschen die Phantasie an.
Historisch: Die Hexen (z.B. Wicca-Tradition) sehen Blau als Farbe der Kreativität, der inneren Ruhe und des Heilens an.

Steine

Dass blaue Steine hochgelobt wurden, verdanken sie der hineinziehenden Eigenschaft von Blau, die Kandinsky als »zentripetal« charakterisiert. Da Blau reinigt, lässt man gern den Blick vom blauen Stein gefangen nehmen.

Zu den blauen Stein gehören die »Bluestones« in Stonehenge. Das sind Megalithe aus blauem Sandstein, die diesen berühmtesten aller Steinkreise bilden. Dass diese Bluestones verehrt wurden, daran besteht kein Zweifel. Allerdings weiß bis heute niemand, warum.

Man sagte blauen Steinen seit dem Mittelalter magische Kräfte nach. Deswegen hieß es im Volksglauben, dass Hexen blaue Steine in ihren Taschen tragen, um ihre Zauberkraft zu stärken. Gleichzeitig wurde die Magie der blauen Steine im Abwehrzauber gegen Hexen und schwarze Magie reichlich genutzt. Das Mittelalter hindurch heilte man mit diesen Steinen, indem man sie zu Pulver verrieb und im Wein trank. Bei dieser Kur sind mehr Personen an den Steinen umgekommen, als mit ihnen geheilt wurden.

Blaue Steine galten im Volksglauben als Symbol der Treue und der Reinheit.

Heute sind blaue Steine als Heilsteine und Schmucksteine beliebt. Dabei fällt auf, dass allen blauen Steinen eine Wirkung auf Probleme in der Kopfregion zugesprochen wird, weil man sich mit dem Blau des Himmels verbindet, in den der Kopf hineinreicht.

Die wichtigsten blauen Steine finden Sie nun in alphabetischer Reihenfolge aufgeführt.

Amazonit – Härte: 6–6.5

Grünblau bis blauer Stein.
Er wird bei Halsschmerzen, Heiserkeit, Stimmverlust und Migräne empfohlen. Einige Heiler wenden ihn unterstützend bei Krämpfen und Verspannungen im oberen Rückenbereich und der Halswirbelsäule an. Außerdem soll er bei der Entwöhnung von Rauchern helfen.

Aquamarin – Härte 7.5–8

Durchsichtiger Stein mit der Farbe des lichten Meeres oder hellblauer Augen. Im Heilen wendet man ihn bei Allergien, Leberproblemen, Augenproblemen und Ängsten an. Ferner soll er beruhigen und die Toleranz fördern.
Historisch: Der Aquamarin galt in Nordeuropa als der klassisch wertvolle Stein, dem viele magische Wirkungen zugesprochen wurden. Man ging bis in die Neuzeit davon aus, dass dieser Stein den Geist seiner Trägerin oder seines Trägers verfeinern würde. Dabei ist auffallend, dass sein helles Blau ihn zu einem Schmuckstein machte, der von Frauen bevorzugt wurde. Er soll weibliche Werte wie Friedfertigkeit und Anmut unterstützen.

Azurit – Härte 3,5–4

Blaues, durchscheinendes Mineral.
Ihm werden wegen seines Kupferanteils große Heilkräfte zugesprochen, besonders zur Harmonisierung und Erdung. Im Heilen wird er als der Stein der Stirn und des Kopfes bezeichnet. Er wirkt bei Kopfschmerzen, Ohrenschmerzen, Gleichgewichtsstörungen, Stirnhöhlenproblemen und Konzentrationsschwäche. Ferner soll er Knochen- und Gelenkschmerzen lindern, Schlaflosigkeit und Unruhe beheben.
Historisch: Der Azurit liefert seit dem Mittelalter das wichtigste Blaupigment, das Altdorfer, van Eyck, Turner und Monet benutzten und das heute wieder hergestellt wird.

Calcedon – Härte 6,5–7

Er ist meistens hellblau, wird selten als Schmuckstein verwendet.
Er hilft bei Halsproblemen. Als Stein der Redner wird er bei Kehlkopfproblemen, Stottern, Lispeln und unspezifischen Redehemmungen angewandt.
Historisch: Er wurde bei Bettnässen und Lymphdrüsenproblemen empfohlen.

Lapislazuli – Härte 5–6

Der Lapislazuli wird auch Lazurit (von lat. lazurius – blauer Stein) oder Ultramarin genannt. Er ist besonders wertvoll, wenn er keine Pyrit-Einspren-

gungen aufweist. Er stärkt die Reinheit, Glaubensstärke und Intuition. Bei Krankheiten hilft er gegen Kopfschmerzen, Augenkrankheiten, Halsschmerzen, Schilddrüsenprobleme, Menstruationsbeschwerden, hohen Blutdruck und Schlafprobleme.
Historisch: Der Lapislazuli ist einer der Edelsteine, der die Menschen weltweit faszinierte. Seit etwa 5000 Jahren ist er als Schmuckstein in Mesopotamien, China und Ägypten bekannt. Bereits 3000 vor unserer Zeitrechnung wurde der Lapislazuli in sumerischen Mosaiken verwandt. Der ägyptischen Mythologie nach symbolisiert er die Morgendämmerung. Er war ein bevorzugter Schutzstein, der in Ägypten in Amuletten verarbeitet wurde. Erst im 12. Jahrhundert gelangte dieser blaue Stein aus dem Orient über Sizilien und Venedig nach Europa. Er galt als exquisitester Stein unter den Edelsteinen seiner Zeit. Im Mittelalter wurde er mit Gold aufgewogen. Er galt im späten Mittelalter und der frühen Neuzeit, speziell in der Renaissance, als der wertvollste Stein. Heiler und Kranke meinten, er würde gegen jede Krankheit helfen – was man allerdings von jedem wertvollen Stein annahm.

● **Saphir** – Härte 9
Der blaue Saphir ist ein Korund. Sein Name stammt vom griechischen Wort »sappheiros« für Lasurstein ab.
Wegen seiner Härte, die nur vom Diamanten übertroffen wird, symbolisieren blaue Saphire die Treue. Dem Volksglauben nach verliert der Saphir bei Untreue seinen Glanz.
Erkrankungen des Körpers heilt der blaue Saphir durch Kühlung der inneren Organe. Er verhindert Schweißbildung. Heiler benutzen ihn speziell im psychischen Bereich, zur Herstellung von Seelenfrieden, Umsicht, Mitleid, tiefen Schlaf und Stressabbau.
Somatisch wird er gegen Augenprobleme, Entzündungen und Schilddrüsenprobleme angewendet.
Historisch: Das einflussreiche französische Steinbuch des Marbot von Rennes (11. Jahrhundert) sah im blauen Saphir den edelsten und wertvollsten aller Steine. Ihm wurden erstaunliche Fähigkeiten zugeschrieben: Nicht nur dass er seinen Träger davor schützt, gefangen und eingesperrt zu werden, er versöhnt ihn auch mit Gott und motiviert ihn zu beten. Somit galt er als heiliger Stein, der gegen Hinterlist, Tücken und Nachstellungen schützt.
Ob hiermit allerdings der blaue Korund gemeint ist, den wir heute als Saphir beschreiben, ist fraglich.
Bis ins 13. Jahrhundert hinein bezeichnete man den Lapislazuli als blauen Saphir und unterschied nicht zwischen diesen beiden Edelsteinen.

Sodalit – Härte 5–6

Auf der psychischen Ebene hilft er bei Konzentrationsstörungen und zur Steigerung der Intuition und natürlich darf bei einem blauen Stein seine Reinigungskraft nicht unerwähnt bleiben.

Er wird noch heute gegen Schilddrüsenprobleme, Ohrenprobleme und Bluthochdruck eingesetzt.

Historisch: Wie alle blauen Steine galt er als Symbol der Treue.

Als berühmtester blauer Edelstein gilt der Hope-Diamant, der ein tintenblaues Leuchten besitzt. Mit seinen 45,5 Karat und einem Wert von über 200 Millionen Dollar gilt er als ein Juwel, das Unglück bringt. Er soll mindestens zwanzig seiner Träger und Besitzer getötet haben (was jedoch teilweise Legende ist). Die Leidenschaft, die er entfesselte, ihn zu besitzen, begann sofort nach seinem Fund am indischen Fluss Kistna. Ein Priester stahl ihn, wurde gestellt und zu Tode gefoltert. So bekam dieser blaue Diamant sogleich den Ruf als Unglücksstein. Er gelangte im 17. Jahrhundert nach Europa, wo er seine Blutspur bis zu Ludwig XVI. zog, der ihn von seinen ursprünglich 112,5 Karat auf 67,5 Karat schleifen ließ. Nachdem der König auf der Guillotine geendet war, wurde der Stein Teil der französischen Kronjuwelen. Von dort kam er in die Niederlande, wo er auf seine heutigen 45,5 Karat herunter geschliffen wurde. Der Edelsteinschleifer beging Selbstmord, da sein Sohn den Stein stahl, der dann durch Europa wanderte, bis er von dem Bankier Hope günstig gekauft wurde – was allerdings auch diesem kein Glück brachte. Über Umwege wurde der Hope-Diamant am Ende dem Smithsonian-Institut in Washington gespendet, wo er noch heute zu bewundern ist.

Auch beim Hope-Diamant präsentiert sich Blau als Farbe der Grenzenlosigkeit. Grenzenloses Begehren charakterisiert ihn wie keinen anderen Stein.

Pflanzen

Im Folgenden finden Sie eine Aufzählung der wichtigsten blauen Pflanzen. Dabei ist erstaunlich, dass als Urbild der wertvollen Pflanze die blaue Tulpe galt, die schwer zu züchten ist. Ebenso verhält es sich mit der blauen Rose, die als ersehntes Meisterwerk des Züchters gilt.

Auffallend viele blau blühende Pflanzen dienen als homöopathische und rein pflanzliche Heilmittel wie z.B.

- **Delphinium (Rittersporn)**
- **Aconitum (Eisenhut)**
- **Clematis alpina (Alpenrebe)**
- **Pulsatilla (Küchenschellen)**
- **Pulmonaria (Lungenkraut)**

Bei der Symbolik fast aller blau blühenden Pflanzen fällt auf, dass sie stets

- auf tiefe Gefühl hinweisen
- Entspannung ansprechen
- mit der Symbolik des Wassers verbunden sind.

Außer bei der sexuellen Bedeutung der Pflaume und Zwetschge steht bei blauen Pflanzen mehr die Farbe als ihre Wuchsform im Vordergrund. Das ist ähnlich bei der Symbolik der Edelsteine, bei der die Farbe und nicht deren Kristallgitterstruktur im Vordergrund steht. Das lässt vermuten, dass auf der Ebene der Symbolik ein weibliches Wahrnehmen und Denken vorherrscht. Die weibliche Wahrnehmung zieht im Gegensatz zur männlichen die Farbe der Form vor.

- **Alraune**

Die berühmteste Pflanze der Magie blüht blau – Mandragora officinalis.
Sie wird heute nur noch in magischen Zirkeln verwandt und im Mittelmeerraum zur Potenzsteigerung.
Historisch: All die Überlieferungen, die sich um diese blaue Blume ranken, deren Wurzel als Allerheilmittel gilt, können hier nicht dargestellt werden. Ich beschränke mich auf das, was sich auf die Farbe Blau bezieht.
Circe wird in der Alraune verehrt und damit wird sie im Sinne Homers als Meisterin des Unbewussten und Zwielichtigen dargestellt.

Die Alraune schützt gegen Brand und Zorn und vor allem gegen das Erlahmen der Liebe und gegen Unfruchtbarkeit. Im Mittelmeerbereich, wo die Alraune als Aphrodisiakum genutzt wurde, wird Liebe und Fruchtbarkeit von Venus geschützt, die aus dem blauen Meer Geborene. Venus kann wie Circe durch die Alraune wirken.

- **Butterblume (Hahnenfußgewächse)**

Die im Frühjahr gelbblühende Butterblume finden Sie unter Blau aufgeführt, da sie die klassische Farbe in unseren Breiten für kostengünstige Blaufärbungen war (neben der Heidelbeere). Unter der Devise »natürlich leben« werden heute wieder mit Wurzeln der Butterblume Wolle und Leinen gefärbt.
Historisch: Von den Wurzeln der Butterblumen wurde in England lange Zeit ein leuchtendes Blau hergestellt.

- **Enzian**

Den blau blühenden Enzian findet man auf kalkreichen Böden im subalpinen und alpinen Bereich. Einige Enzianarten sind selten und geschützt. Man sollte diese Pflanzen nicht sammeln.
Die Wurzeln des Enzians enthalten Bitterstoffe. Sie weisen einen hohen Gerbsäuregehalt auf, wirken verdauungsfördernd, stärkend und appetitanregend.

- **Flachs**

Heute gibt es viele blaue Leinarten. Ihre öl- und eiweißreichen Samen werden gegessen (Leinsamen z. B. traditionell in der Lausitz).
Historisch: Der Flachs ist eine der ältesten Kulturpflanzen. Er ist seit der Jungsteinzeit bezeugt und wurde in Mesopotamien seit dem fünften Jahrtausend vor unserer Zeitrechnung angebaut. Die Stängel des Flachses wurden zur Herstellung von Kleidern und anderen Gespinsten gebraucht. Allerdings verlor der Flachs seine Bedeutung, als ab dem 19. Jahrhundert Kleidung aus Baumwolle hergestellt wurde.

- **Glockenblume**

Es gibt in Europa etwa 150 Glockenblumenarten. Die Farben der Glockenblumen variieren von lichtem Hellblau bis zum dunklen Violettblau. Die Glockenblume besticht durch das leuchtende Blau ihrer zarten Blütenblätter.
Es gibt die Farbbezeichnung »Glockenblumenblau« für ein mittleres, kräftiges Blau. Dieses Blau ist das klassisch romantische Blau, das fasziniert und den Blick unweigerlich anzieht.
Historisch: Speziell unter blauen Glockenblumen vermutete man Schätze, worauf viele Sagen und Märchen anspielen.

Kornblume
Wenn wir ein klares, leuchtendes Blau beschreiben möchten, sprechen wir vom »Kornblumenblau«, das selbst im deutschen Volkslied Eingang gefunden hat. Das Blau der Kornblumen in Getreidefeldern und an Feldrainen ist derart auffällig, dass es die Auffassung vom idealen Blau über lange Zeit prägte. Bei Assoziationsexperimenten zur Farbe Blau liefern noch heute viele Mitteleuropäer schnell den Einfall »Kornblumen«.
Kornblumentee hilft gegen Wassersucht.
Historisch: Werden Kornblumen am Fronleichnamstag mit der Wurzel aus der Erde gezogen, stillen sie Nasenbluten.

Schwertlilie
auch blaue Iris genannt und von Hermann Hesse verewigt, ist eine geschützte Art.
Die Schwertlilienwurzel wird häufig als Bestandteil von Hustensäften verwendet. Irisöl besitzt einen veilchenähnlichen Duft und wird als Parfüm genutzt.

Veilchen
Es gibt in Europa um die einhundert Veilchenarten.
Das Veilchen wurde unter anderen von Goethe bedichtet und 1785 von Mozart vertont.
In Mitteleuropa ist das dunkelblaue bis blauviolette Märzveilchen als Frühlingsbote beliebt. Man findet es an Bachufern und in lichten Laubwäldern. Diese Märzveilchen werden »Duftveilchen« genannt. Sie sind als Veilchen-Parfüm beliebt.
Das blaue Veilchen ist eine Metapher für einen zurückgezogenen Menschen, der die ihm zustehende Aufmerksamkeit nicht bekommt. Es ist ein Symbol der Bescheidenheit und des einfachen Lebens. In der Blumensprache bedeutet das blaue Veilchen Feinheit, Demut und Zurückhaltung. Ferner zeigt das Veilchenblau die kühle und züchtige Jungfernschaft an.
Der Analogiemagie entsprechend soll ein Veilchenkranz seinen Träger vor den unschönen Seiten des übermäßigen Alkoholgenusses beschützen – nach der Devise: Wer einen blauen Veilchenkranz trägt wird nicht blau.
Zur Heilung werden heute nur noch die schmackhaften Veilchenpastillen benutzt, die bei Husten, Heiserkeit und Halsschmerzen Linderung bringen.
Historisch: Die Volksmedizin gab Tees aus der Wurzel der blau blühenden Veilchen zur Beruhigung für kleine Kinder, die zahnen, oder als Brusttee bei Reizhusten.

Weitere Ausführungen zum Veilchen finden Sie im Kapitel zur Farbe Violett.

- **Vergissmeinnicht**

Das Vergissmeinnicht ist eine weitverbreitete Pflanze, mit traubenartigen blauen Blüten. Der Name besagt, was es in der Blumensprache ausdrückt: Es soll an eine liebe Person erinnern und an die zärtlichen Gefühle, die man für einander spürt.

Lebensmittel

Blau ist die Farbe, die selten bei Lebensmitteln vorkommt.

Blaukraut wird auch Rotkohl genannt. Dieses vom Meerkohl abstammende Gemüse ist seit der Antike bekannt und noch heute ein beliebtes Winteressen. Wie die blauen Astern und die blauen Beeren steht das Blaukraut am Übergang zur dunklen Jahreszeit. Er ist eine Pflanze, welcher die Volksüberlieferung gesunderhaltende Kräfte für die Winterszeit zuspricht. Aber nicht nur das Blaukraut, sondern alle blauen Pflanzen geben Energien, die für die dunkle Jahreszeit benötigt werden.

Weitere blaue Lebensmittel sind:

- **Mohn (dunkelblaue Mohnsamen)**
- **Pflaumen**
- **blaue Weintrauben**
  (Brombeere und Heidelbeere werden im Kapitel zur Farbe Violett besprochen)

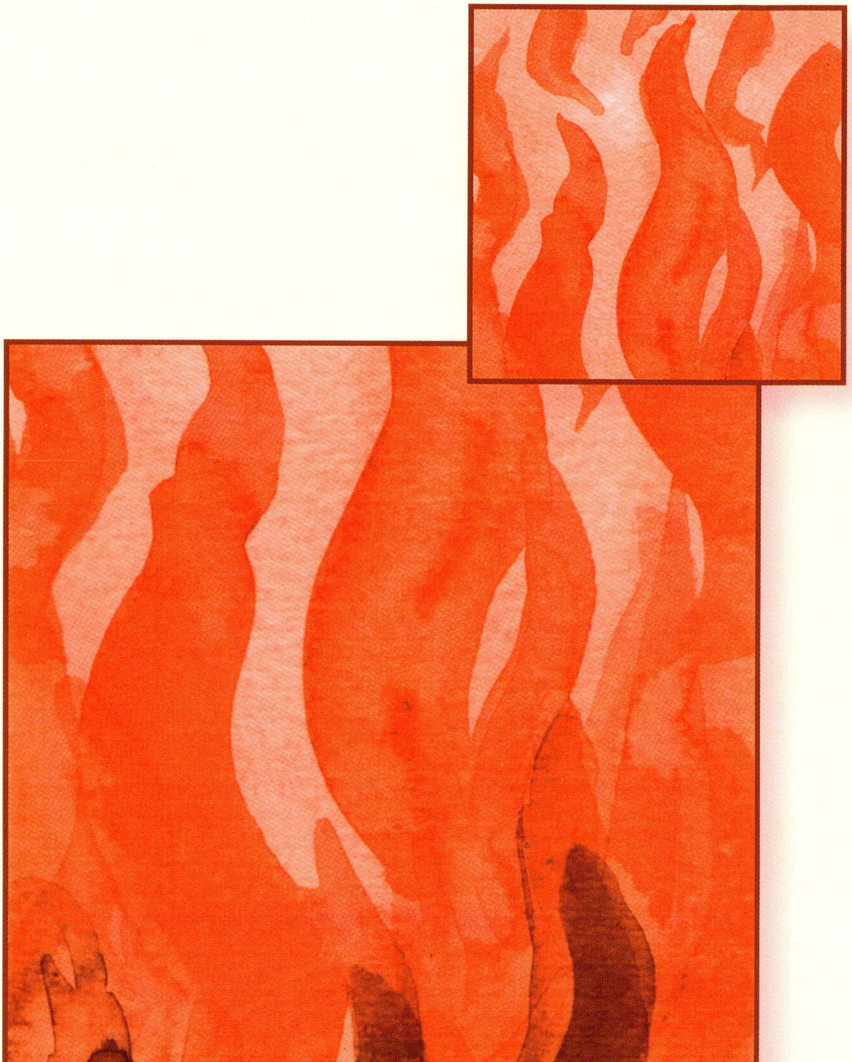

Rot

Wellenlänge 650 – 700 Nm, 400 – 470 Billionen Schwingungen/Sek.
Primärfarbe, »Steigerung der Farben«,
mäßige Farbreichweite,
laue Farbe.
Druckfarbe:
Magenta oder nach den rationalen Farbbezeichnungen nach Harald Küppers C 00 / M 99 / Y 00 / K 00 (kein Cyan, 99% Magenta, kein Yellow, kein Schwarz – 1% Unreinheiten der Farbe)
Symbolik:
Lebenskraft, Aktivität
Psychologische Wirkung:
regt an, stärkt das Durchsetzungsvermögen
(aggressionsfördernd)

Das Spektrum von Rot zieht sich von Krapplack bis Zinnober hin. Das reine Rot kennen Sie als Ferrarirot oder Kadmiumrot. Kadmiumrot ist eine beliebte Künstlerfarbe, die ein harmonisches Rot bietet. Krapprot, das leuchtende Rot der alten Meister, prägte für lange Zeit den Eindruck von Rot, obwohl es genau genommen keine prismatische Farbe ist. Heute ist Zinnober oder Vermillion ein beliebtes Rot bei Malern. Mit dieser Farbe lässt sich leicht malen, da es eine lockere und helle Farbe ist. Allerdings, der chemisch hergestellte Quecksilberoxid-Zinnober besitzt nicht diese günstigen Maleigenschaften. Es deckt stark und wirkt schwer. Matthias Grünewald (um 1470–1528) benutzte das natürliche Zinnoberrot, das heute wieder hergestellt wird.

Zu den Rottönen gehört auch Purpur. Es ist ein Violettrot und somit ein kaltes Rot, das es in vielen Schattierungen gibt. Purpur ist schwer zu vermalen, da es leicht zu dicht wird.

Krapprot (auch Türkischrot genannt) war die erste Farbe, die zum Ende des 19. Jahrhunderts in großen Mengen chemisch hergestellt wurde. Das Färberkraut Krapp ist ein Labkrautgewächs, das in lichten Olivenhainen wächst. Es ist derart mit der roten Farbe und der Färberei verbunden, dass selbst sein botanischer Name *Rubia* (lat. von *rubor* rot) lautet. Im Krapp ist es das Alizarin, das lichtecht und durchschlagend rot färbt.

Jeder, der zu Rot assoziiert, kommt schnell zur Polarität dieser bei Kindern so beliebten Farbe. Rot ist die Farbe der Liebe und der Aggression. Schon wortgeschichtlich hängt das Farbwort »Rot« mit Blut und Leben zusammen (Sanskrit »ruh-ira« für neues Leben und Blut). Davon künden noch Rituale der Aborigines (australische Ureinwohner), die einen roten Stein vergraben, um die Fruchtbarkeit der Felder und Menschen zu fördern. Rot gilt als eine der ersten Farben, die magisch eingesetzt wurden. Schon in der Frühsteinzeit wurden in vielen Gegenden Europas die Gebeine der Toten rot angestrichen, wahrscheinlich um die Wiederauferstehung zu fördern. Seit Menschengedenken wird Rot gemäß der Analogiemagie eingesetzt, um sich vor Feuer zu schützen. Wir verfahren unbewusst noch heute so, indem unsere Feuerwehren und Feuerlöscher rot angestrichen sind.

Das aggressive Rot ist jenes der Kriegsgötter. In fast allen uns bekannten Kulturen werden Kriegsgötter wie Ares/Mars rot dargestellt. Das ist verständlich, da Krieg Blutvergießen und Brandschatzung bedeutet. Bis weit ins Mittelalter hinein zogen die Krieger mit roter Körperbemalung in den Krieg, um sich vor blutenden Wunden zu schützen. Später waren es die Scharfrichter, die als professionelle Blutvergießer die rote Roben trugen.

Demgegenüber steht Rot nicht nur als Farbe der Liebe, sondern auch als Farbe der Sexualität. Das rote Licht bezeichnet noch heute die Orte der käuflichen Liebe und für den Hausgebrauch greift die Frau zum roten Dessous, welches nicht nur die männliche Aufmerksamkeit auf die Orte der Lust leitet, sondern diese auch energetisiert. Rote Kleidung, die in der Antike das Zeichen der Mächtigen war, energetisiert und erwärmt den Körper. Die Oberflächentemperatur der Haut kann bis zu 1,5 Grad Celsius durch rote Kleidung gesteigert werden. Seit der

Antike bis heute gilt Rot als Kennfarbe des Körpers und der Sünde. Jesaja spricht von der »blutroten Sünde« (Jes. 1.18) und Pieter Breughel der Ältere stellte sexuelle Sünden und Schamlosigkeit rot dar. Mehr die Liebe als den Sex drücken die roten Herzchen aus, die zu St. Valentine Konjunktur haben, und die roten Rosen.

Rot gilt seit den Zeiten der mittelalterlichen Alchimie als eine männliche Farbe. Das Zeichen für den roten Kriegsgott Mars der Römer ist zugleich jenes für männlich. Die Energetisierung durch den roten Farbeindruck zieht natürlich Assoziationen des Männlichen an. Rot wird im Farbheilen genutzt, um die Lebensenergie zu erhöhen. Wird sie zu sehr erhöht, werden wir aggressiv, das heißt, unsere männliche Seite (nach konventionellen Rollenverständnis) lebt sich aus. Das geschieht auch in Revolutionen, die unter roten Fahnen durchgeführt werden. Diese rote Fahne tritt als Revolutionsfahne erstmalig bei der Befreiung der Galeerensklaven am Vorabend der französischen Revolution auf und wurde später von den Kommunisten und Sozialisten übernommen. Heute stellen sich die Sozialdemokraten in ihrer Werbung rot und somit als energische Macher dar. Wohin man auch schaut, Rot drückt nicht nur Energetisierung aus, es energetisiert sich selbst als Farbe. Die einzige Ausnahme stellt die Verkehrsampel dar. Bei ihr sagt Rot: »Halt! Stehenbleiben.« Farbpsychologisch ist diese den Verkehrsstrom hemmende Aufforderung des roten Ampellichts paradox. Rot als Haltesignal bei der Ampel wurde deswegen gewählt, weil auf der Höhe der Ampel in Städten wenig andere rote Farbimpulse auftreten und so Rot gut auffällt. Von der Farbgestik her ist allerdings die Wahl der Farbe Rot als Stop-Signal zu verstehen: Gelb stürmt nach vorne, Blau zieht ins Innere und Rot bleibt in der Fläche stehen. Das folgt aus Untersuchungen, die hauptsächlich Kandinsky am Bauhaus durchführte.

Da wir in einer Gesellschaft leben, in der Energie und Tatkraft hoch bewertet werden, steht auch die Farbe Rot hoch oben auf der Beliebtheitsskala der Farben. Rot ist die zweitbeliebteste Farbe nach Blau in unserem Kulturbereich. Bei Kindern aller Kulturbereiche gilt sie als die beliebteste Farbe.

Farbheilung

Rot wirkt energetisierend. Es wird erfolgreich angewendet, um Phlegmatiker und Depressive zu aktivieren, wie auch innere Organe – speziell die Leber – zu stärken und den Blutkreislauf anzuregen. Rot wärmt und bringt gestaute Energien zum Fließen, seien es Blähungen, die Verdauung oder Aggressionshemmungen. Tuberkulosekranke haben einen sprichwörtlichen Rothunger, da Rot ihnen Lebensenergie zurück gibt. Es wird bei Bluterkrankungen angewandt, besonders bei Blutarmut wirkt Rotlichtbestrahlung positiv.

Einige Farbheiler behaupten, dass Rot die Fruchtbarkeit steigere. Dies ist eine alte Vorstellung, auf die zum einen die Beliebtheit von Rot als Dessousfarbe zurückzuführen ist und zum anderen die ursprünglich rot gefärbten Ostereier im keltischen Kulturraum. Diese Ostereier galten als Fruchtbarkeitssymbol und wurden wie die meisten Fruchtbarkeitssymbole im Frühling eingesetzt.

Rot darf nie bei akuter Erregung oder Nervosität angewandt werden, denn es erhöht den Adrenalinausstoß und aktiviert. Es kann jedoch – leichter als Gelb – zu sehr aufregen und ins Aggressive umschlagen.

Gut eignet sich Rot für die Überwindung von Müdigkeit und Niedergeschlagenheit, bei Motivationsschwierigkeiten und Unlust. Wer Angst vor dem Leben hat, dem tut eine rote Farbumgebung gut. Rot hilft, im Hier und Jetzt zu leben und schafft eine warme Atmosphäre. Das geschieht durch die Anregung des Blutkreislaufs durch Rot, wodurch man sich selbst und seine Umgebung wärmer wahrnimmt.

Exkurs zur Farbenblindheit

Die Schwierigkeit, bestimmte Rottöne von Grüntönen zu unterscheiden, muss nicht unbedingt eine Farbblindheit sein. Sie ist in den meisten Fällen eine harmlose Sehschwäche. Für die Rot-Grün-Blindheit, von der meistens nur Männer betroffen sind, gibt es Testtafeln. Sie können das aber auch selber feststellen. Betrachten Sie eine Fünfcentmünze (Euro) und eine zwanzig Centmünze (Euro), die Sie mit der Länderseite nach oben nebeneinander legen. Bei einer Rot-Grün-Blindheit gelingt es Ihnen nicht, die ähnlichen Farbtöne beider Münzen zu unterscheiden. Diese Sehschwäche wird Ihnen im Alltagsleben keine Probleme schaffen. Sie wird sich mit dem Alter vermindern.

Es ist Ihnen allerdings verboten, Polizist, Pilot oder LKW-Fahrer zu werden.

Steine

Früher wurden alle roten Steine Karfunkel genannt. Heute unterscheiden wir genauer. Allerdings spielen nur zwei rote Steine eine wesentliche Rolle: der Granat und der Rubin. Der Hämatit, der ähnlich wie der Rubin wirkt, wird nur noch selten verwandt.

Heiler gehen davon aus, dass Rubin und Granat uns für die Urkräfte des Lebens öffnen und uns Gesundheit und Lebensfreude schenken, die für die rosige Gesichtsfarbe, die roten Wangen und die feuerroten Lippen verantwortlich sind. Man meditiert auf die Farbe des Rubins oder Granats und wird eins mit dessen Rot, das einen in sich aufnimmt.

Beim Kauf eines Rubins und Granats achten Sie auf die Reinheit seiner Farbe. Legen Sie diesen Stein neben ihr Bett, so dass ihr erster Blick morgens und ihr letzter Blick abends auf den Stein fällt. Wenn Sie sich mit dem Rot Ihres Steines befreundet haben, können Sie bis zu fünfzehn Minuten mit offenen Augen auf diesen meditieren. Legen Sie ihn so hin, dass das Licht einer Kerze auf den Stein fällt. Allerdings bauen Sie eine solche Steinmeditation langsam auf, indem Sie zunächst nur für eine Minute auf ihren Rubin oder Granat meditieren und dann langsam die Meditationszeit verlängern. Bei Einschlafstörungen ist von dieser Meditation vor dem Einschlafen abzuraten. Führen Sie dann diese Meditation morgens durch und spüren sie die Energie, die der rote Stein Ihnen schenkt.

■ **Granat** – Härte 7–7.5
Historisch: wurde zur Stärkung der Potenz eingesetzt.

■ **Rubin** – Härte 9
Historisch: wurde bei allen Erkrankungen des Bluts und speziell bei Regelbeschwerden verwandt.

■ **Blutstein (Hämatit)** – Härte 5–6
Historisch: wurde bei allen Erkrankungen des Bluts eingesetzt.

Pflanzen

Bei rotblühenden Pflanzen stellt die rote Rose als Königin der Pflanzen alle anderen rotblühenden Gewächse in den Hintergrund.

■ **Die rote Rose**
Sie verbindet Duft, Farbe und Gestalt in harmonischer Form und bietet sich so als klassisches Liebessymbol an. Sie gilt als die vollkommene Blume.
Die rote Gartenrose stammt aus dem Orient und kam mit den Kreuzfahrern nach Deutschland. Noch heute trägt die rote Rose jenen Hauch der rauschhaften Liebe des Orients. Auf sie werden die Sehnsüchte der Liebesnächte aus Tausendundeiner Nacht projiziert, die nicht enden wollende Sinnlichkeit und jener Liebesrausch, der als Grenze nur den Tod kennt.
Die rote Rose als Symbol der Liebe klärt den Geist und stärkt ihn, denn ohne Liebe ist alle geistige Anstrengung unnütz. Als Pflanze der Venus verkörpert sie das schöne Rot und ist in vielen Hautpflegeprodukten zu finden.
Ich sammele die roten Blütenblättern meiner Rosen, trockne sie langsam auf Zeitungspapier, bis sie völlig durchgetrocknet sind. Dann fülle ich sie in ein Schälchen. Wenn ich an diesem Schälchen vorbei gehe, fasse ich kurz hinein und erfreue ich des aufsteigenden Duftes.

■ **Mohn**
Der Mohn blüht meist rot wie der Klatschmohn, besitzt jedoch dunkelblauen Samen. Rot blühende Mohnfelder wie zum Beispiel an der Küste Norfolks/Ostengland geben einen faszinierenden Eindruck von einem kräftigen großflächigen Rot, dem sich keiner entziehen kann.
Heute fallen Mohnprodukte unter das Betäubungsmittelgesetz und dürfen nicht ohne ärztliche Verschreibung gebraucht werden.

Historisch: Mohn wurde bei Durchfall, zur Beruhigung des Magens und als Einschlafhilfe bei Kindern verwandt.

Ferner gehören zu den auffallend rotblühenden Pflanzen

- **Geranie** (Pelargonie) – Duftstoff für z. B. Räucherstäbchen
- **rote Tulpe** – wird nur als Gartenpflanze genutzt

Lebensmittel

Rot wirkt psychisch und physisch durch die Aufnahme roter Speisen. Das regelmäßige Essen roter Speisen ist genauso wirksam wie die Rotlichtbestrahlung oder das Auflegen rotgefärbter Stoffe. Rote Lebensmittel unterstützen speziell bei Bluterkrankungen wirksam den Heilungsprozess. Natürlich rote Lebensmittel sind:

Beeren

- **Erdbeeren**
- **Johannesbeeren**
- **Himbeeren**
- **Preiselbeeren**

Obst

- **rotbackige Äpfel**
- **Kirschen**

Gemüse

- **rote Beete** (Lieblingsessen der Seefahrer wegen der Vitamine und Mineralien)
- **Möhren** (Karotten oder rote Rübe)
- **Radieschen**
- **roter Paprika**
- **Tomaten**

Gewürze

- **Cayennepfeffer**
- **Paprika**

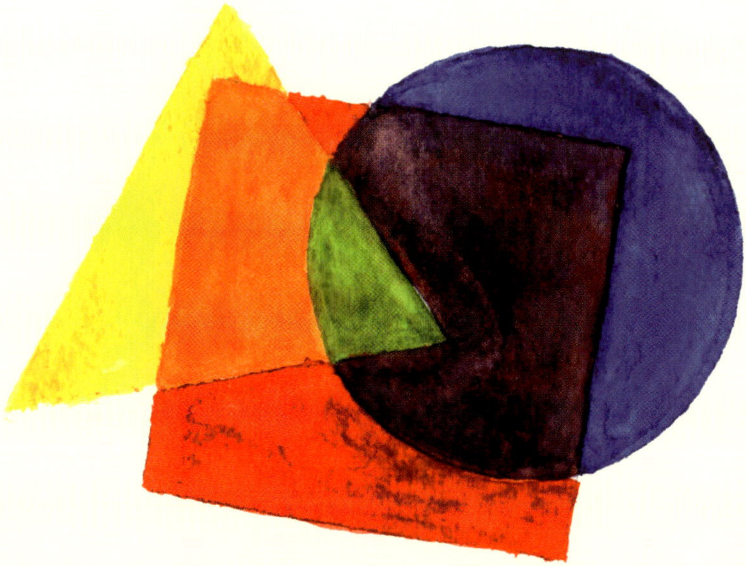

Sekundärfarben

Alle Kräfte mischen sich, und so vereinigen sich Rot und Blau zum Violett. Rot und Gelb mischen sich zum Orange. Blau und Gelb verbinden sich zum Grün, um den Ausgleich zwischen den kalten und den warmen Farben hervorzubringen.

In diesem Prozess der Mischung der Grundkräfte (Alchemie: coagulare) entsteht zugleich deren Gegensatz: Grün verhält sich komplementär zu Rot, Violett ist komplementär zu Gelb, und Orange verhält sich komplementär zu Blau. Grün ist wie Rot die mittlere Farbe des Farbenkreises und im Gegensatz zum aktiven Rot der Ruhepol des Spektrums.

Literatur

Theroux, Alexander: Secondary Colors. Three Essays. (Holt Henry & Co) New York 2001
Vollmar, Klausbernd: Das große Handbuch der Farben. (Königsfurt Verlag), Krummwisch 2005, Kapitel über Violett

Internet:

www.metacolor.de/primaer_sekundaer.html
www.styleguide.bundesregierung.de/basiselemente/farben/sekundaerfarben_de.html

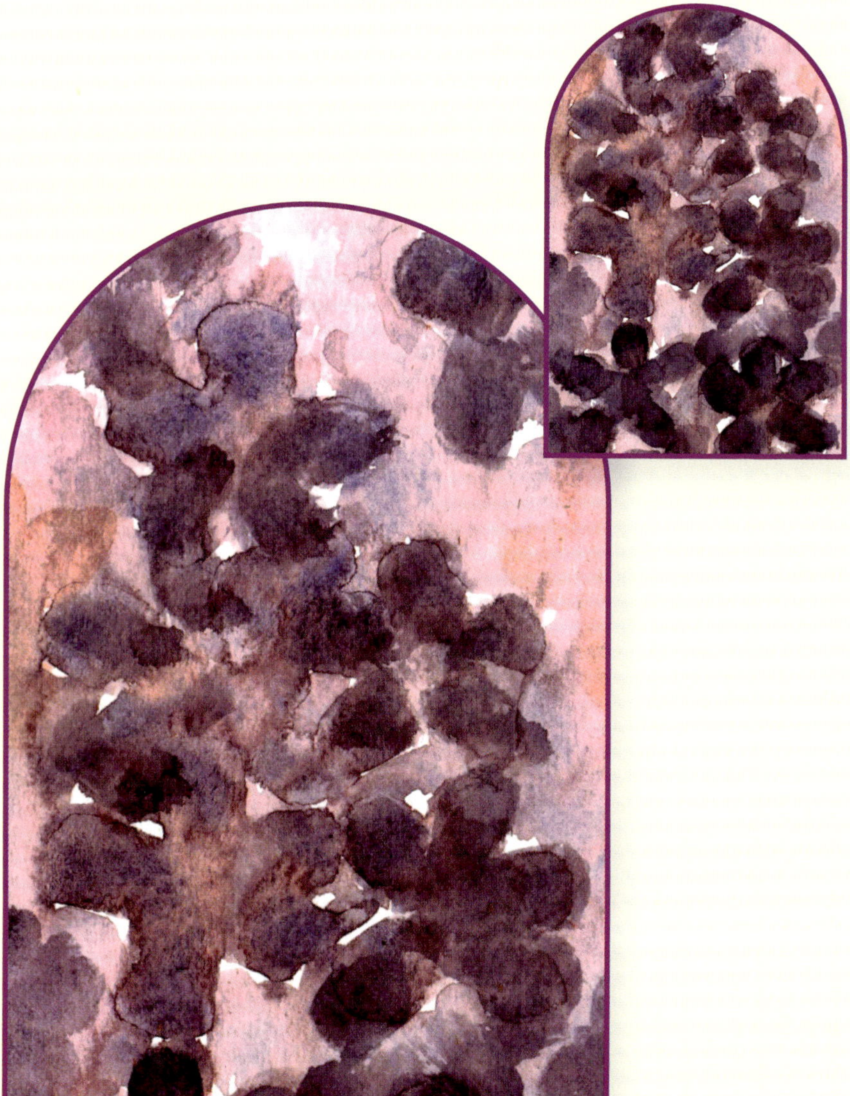

Violett

Wellenlänge 450 - 400 Nm, 760 - 800 Billionen Schwingungen/Sek., untere Grenze der Sichtbarkeit bei 400 Nm (Ultraviolett), Farbe mit der höchsten Schwingungsfrequenz und kürzesten Wellenlänge.
Sekundärfarbe, Komplementärfarbe zu Gelb,
große Farbreichweite,
kalte Farbe.
Violett nach dem rationalen Farbsystem von Küppers: C 50 / M 50 / Y 00 / K 00
Symbolik:
Pomp und Extravaganz, Uneindeutigkeit, Übergang ins Unsichtbare
Psychologische Wirkung:
stärkt Intuition, regt an, wirkt geheimnisvoll, kann aber ein Gefühl der Beklemmung (Enge) erzeugen

Die Farbreichweite von Violett breitet sich zwischen Indigo (ein dunkles tiefes Blau) und Brillant Purpur (ein rotes Violett) aus. Reines Violett wird häufig als Farbe der Blüten der Iris beschrieben. Es ist eine Sekundärfarbe der Oberflächenfarben, bei der sich Blau und Rot zu gleichen Anteilen subtraktiv mischen. Echtviolett kommt diesem reinen Violett am nächsten. Es ist eine harmonische Aquarellfarbe mittlerer Sättigung, die in Töpfchen und Tuben erhältlich und leicht zu vermalen ist. Es ist die Komplementärfarbe zu Gelb, dem es im Farbenkreis gegenüber steht.

Violett ist eine unbeliebte Farbe. Goethe lehnte es wegen seiner Unbeständigkeit ab. Es kann sich nicht entscheiden, ob es zum Rot oder Blau hin tendiert. Bis heute steht man dieser Farbe auch im Modedesign skeptisch gegenüber, da sie von allen Farben die geringste Farbkonstanz aufweist. Das heißt, unter unterschiedlicher Beleuchtung kann Violett grau, braun, rot oder blau wirken. Erst mit dem Aufkommen der Frauenbewegung wurde violett beliebt. Diese Farbe drückt nämlich genau das Programm dieser Emanzipationsbewegung aus: die Beseelung des Körpers (Rot als Farbe des Körpers mischt sich mit Blau als Farbe der Seele).

Auch dem Selbstverständnis der kirchlichen Autoritäten kam Violett entgegen, denn es ist die letzte Farbe, die das menschliche Auge noch wahrnehmen kann. Nach Violett treffen wir unter 400 Nanometern Schwingung auf den ultravioletten Bereich, der im Unsichtbaren liegt. Violett liegt also an der Grenze zwischen dem sichtbaren und diesseitigen Bereich und dem unsichtbaren, jenseitigen Bereich. Auf die Vermittlung zwischen diesen Bereichen haben sich Priester, Kardinäle und Bischöfe spezialisiert, die dies durch ihre violette Berufskleidung ausdrücken.

Auffallend ist, dass schwangere Frauen Violett-Töne in Kleidung und Accessoires lieben. Hier handelt es sich speziell um die zarten Violett-Töne, die durch Weiß gebrochen sind. Letztlich kommunizieren Schwangere auch mit einem jenseitigen Bereich, nämlich dem ungeborenen Leben. Violett tritt also immer dort auf, wo mit dem Unsichtbaren kommuniziert wird. Deswegen sind Warnungen vor radioaktivem Material und Spaltprodukten oft violett (oder gelb, das über die Komplementarität mit Violett eng verbunden ist).

Bei der Raumgestaltung wird Violett selten verwandt, da es vom Blau her etwas Dunkles transportiert. Violette Räume wirken beklemmend und eng, es sei denn, man nimmt einen sehr hellen Violett-Farbton wie die Fliederfarbe. Fliederfarbene Zimmer sind bei jungen Mädchen beliebt und der Aufenthalt in ihnen stärkt die Intuition. Die meisten anderen Violett-Töne wirken jedoch leicht pompös und extravagant. Aber gerade deswegen sind diese Farbtöne in bestimmten homosexuellen und lesbischen Szenen beliebt.

In der spirituellen Szene werden Violett und besonders Indigo hoch gelobt, da es die höchste Schwingungszahl als sichtbare Farbe aufweist.

Auf diese »höchste Schwingung« wird Erleuchtung, Besinnung und geradezu Heiligkeit projiziert. Dort gilt der Amethyst als Stein der Wahl, um auf dem spirituellen Weg zu bleiben, und die tägliche Meditation auf den violetten Strahl soll das Dritte Auge öffnen. Die Anhänger dieser Praktiken können sich auf alte hinduistische und buddhistische Überlieferungen und Traditionen berufen, bei denen in der Tat die höchsten menschlichen Bewusstseinszentren mit der Farbe Violett verbunden sind.

Aus dieser Tradition stammt auch die Praxis des Farbheilens, bei geistiger Verwirrung nicht nur mit Gelb, sondern auch mit Violett zu heilen. Untersuchungen ergaben, dass sich bei komplementären Farben die Wirkung der Farben erhöht. Das formulierte und beobachtete schon Paul Cézanne (1839–1906), nachdem er den violetten Schatten einer gelben Kutsche beobachtete. Seitdem nutzten viele Maler zur Steigerung der Wirkung ihrer Farben, dass sie einer Farbe ihre komplementäre Farbe gegenübergesetzten.

Farbheilung

Violett fördert ein intuitives Verstehen und inneres Wachstum. Es wird als Farbe der Ausgewogenheit angesehen, die Farbheiler zur Förderung der Bewusstseinserweiterung nutzen. Bei selbstbezogenen Menschen stärkt Violett jedoch deren Egozentrik. Farbheiler empfehlen, sich nie länger als fünf Minuten violettem Farblicht auszusetzen, da Violett eine höhere Energie als andere Farben des Spektrums besitzt. Albert Einstein (1879–1955) stellte fest, das die Photonen des violetten Lichts mehr Energien tragen als alle anderen Farblicht-Photonen.

Hauptsächlich wird Violett zur Beruhigung des motorischen Nervensystems und der Zentrierung eingesetzt. Leonardo da Vinci (1452–1519) empfahl, im violetten Licht zu meditieren, das durch bunte Kirchenfenster fällt. Er stellte fest, dass durch violettes Licht die Meditation zehnmal stärker und tiefer als gewöhnlich ist.

Violett fördert die Arbeit der Lymphdrüsen und die Produktion der weißen Blutkörperchen, es reinigt das Blut (geeignet zur Entgiftung), regt die Milz an und harmonisiert den Natrium-Kalium-Ausgleich im Körper. Ferner vermuten Heiler eine Beeinflussung der Keimdrüsen und der Hormonsteuerung durch Violett. Ferner ist bekannt, dass Violett die Körpertemperatur senkt und saure Körperprozesse (Erzeugung von Magensäure und dem Schutzfilm der Haut) unterstützt.

Bestrahlungen mit violetten Licht und das Einschlagen des Kranken in violette Tücher, um ihn zu beruhigen und die Krankheit aus dem Leib zu ziehen, ist eine wiederentdeckte Praxis des sanften Heilens. Eine Bestrahlung mit violettem Licht beschleunigt die Heilung entzündeter Wunden und hilft bei Hautunreinheiten wie Akne.

Violett eignet sich ferner zur Behandlung psychosomatischer Erkrankungen wie stressbedingte Erschöpfungszustände, durch depressionsartige Stimmungen verursachte Verdauungs- und Magenbeschwerden, bei Migräne und Kopfschmerzen, Regelstörungen und Ischias-Problemen. Haarausfall und Schuppen werden erfolgreich mit violettem Licht behandelt und bei wiederkehrenden Albträumen hilft dieses Licht, indem man die Fenster des Schlafzimmers mit violetten Vorhängen verhängt.

Steine

In den meisten Kulturen wurde der violette Amethyst als den König der Heilsteine angesehen. Man trank im Mittelalter aus Amethystbechern, da diese angeblich anzeigten, wenn der Wein vergiftet war.

Amethyst – Härte 7

Getrommelt wirkt der Amethyst weniger als in seiner natürlichen Wuchsform. Zur Überwindung von Trauer sollten Sie ihn in der Tasche oder als Schmuck tragen. Legen Sie ihn an Ihren Arbeitsplatz, klärt er Ihr Denken. Auf dem Nachttisch bewährt er sich bei Schlafstörungen, besonders wenn man ihn vor dem Einschlafen betrachtet. Der Papst überreicht noch heute Bischöfen einen Amethystring, der Weisheit und Güte fördern soll.

TCM (traditionelle chinesische Medizin): Der Amethyst wird als körperreinigender Heilstein betrachtet.
Historisch: Der Amethyst wurde als Schutz vor Trunkenheit getragen und um Liebesglück und Macht anzuziehen. Rudolf Steiner betrachtete ihn als Stein der Nächstenliebe.

Anderen violetten Steinen wie Chalcedon, Fluorit, Pyrop, Rubellit, Spinell und Tansanit sagen Heiler ebenfalls Heilkräfte nach. Sie spielten allerdings eine untergeordnete Rolle, da der Amethyst als »der Heilstein an sich« angesehen wurde und heutzutage preiswert ist. Alle violetten Steine entfalten ihre Heilkraft vorzüglich, wenn sie auf das Dritte Auge oder die entsprechenden Akupunkturpunkte aufgelegt werden. Sie können ferner Ihr Trink- und Badewasser violett aufladen, indem Sie violette Steine in das Wasser legen.

Pflanzen

Viele Violetttöne sind nach Pflanzen benannt, wie Aubergine, Orchidee, Lavendel, Malve, Pflaume und Heidelbeere. Die allgemeine Farbbezeichnung »violett« verweist auf das Veilchen, das mit blauer und violetter Blütenfarbe vorkommt.

Aubergine

Dort, wo es keine Veilchen gibt, wird Violett »Aubergine« genannt.
Auberginen sollen nach französischen Volksglauben wie die Artischocken Dämonen und im heutigen Sinne die (schlechten) Launen vertreiben.

Brombeere

Brombeeren, als Beeren oder als Tee der Blätter genossen, halten gesund und machen speziell fit für den Winter.
Historisch: Wer durch eine Beerenhecke kriecht, wird gesund, da seine Krankheit an den Stacheln hängen bleibt. Hexen sollen rittlings auf Brombeerhecken sitzen, aber auch mit Brombeerzweigen zu vertreiben sein. Viele Brombeeren deuten einen Trauerfall in der Familie an, auf deren Land dieser Strauch steht.

Flieder

Der Flieder (syringa vulgaris) blüht in einem hellen Violettton, der Fliederfarbe. Diese Farbe wird als das ideale Lila angesehen.
Der Flieder wurde von dem Blumenfreund Busbequius[1] wegen seiner schönen violetten Farbe von Vorderasien über Konstantinopel nach Europa gebracht.
Fliederblütentee wirkt schweißtreibend und fiebersenkend.
Historisch: Im Volksglauben schreibt man dem Flieder eine glückbringende Wirkung zu. Im Baltikum und in Nordamerika bringt bereits das Sehen einer violetten Fliederblüte Glück.

Heidelbeere

Die ins Blauviolette spielende Heidelbeere der mittel- und nordeuropäischen Wälder findet man im Herbst. Diese Beere gab dem Heidelbeer-Violett seinen Namen.
In der Naturmedizin werden Heidelbeeren wie Brombeeren verwandt und zugleich als Tee der Blätter bei Bauchschmerzen und Fieber empfohlen. Die Heidelbeere wirkt zusammenziehend, abführend und erfrischend.
Neben der Verarbeitung der Heidelbeere zu Konfitüre wird der aus den reifen Beeren hergestellter blauviolette Farbstoff wirtschaftlich genutzt. Zum einen färbt man mit dieser Farbe den Rotwein, zum anderen werden Stoffe mit Heidelbeer-Farbe blauviolett gefärbt.
Historisch: In Volksbräuchen Skandinaviens und Deutschlands finden wir noch Reste der alten Beerenopfers: Niedergefallene Beeren werden nicht aufgehoben, da die Maria sie aufheben wird. Heidelbeeren werden deswegen auch »Muttergottesbeeren« genannt.
Wer von Heidelbeeren träumt, so meinte man in deutschen Landen, wird bald um den Tod eines Familienmitglieds trauern oder selber krank werden. Heidelbeeren am Weihnachtstag zu essen bringt Trauer, da eine Frucht solch dunkler Farbe nicht zu dem Fest des Lichtes passt. Das medizinische Lob der Heidelbeere ging soweit, dass man annahm, wenn man auf einem Wagen Heidelbeeren durch das Dorf fährt, die Kinder vor Kinderkrankheiten geschützt werden.

Lavendel

Der Lavendel ist ein Halbstrauch mit stark duftenden Blüten. Er stammt aus den Gebieten des Mittelmeers und Ostenglands. Die Farbe Lavendel lässt die gleichnamige Pflanze assoziieren und ist eng mit dem entsprechenden

[1] Busbequius wurde berühmt, weil er auch die Tulpe in Europa verbreitete

Geruch verbunden. Mit dieser Farbe wird deswegen für Parfüms, Blumen, Kosmetika und Seifen geworben.
In Seife und Gesichtssalben entspannt Lavendel die Haut. Hierzu wird das ätherische Öl der Blüten verwandt. Lavendelsträuße im Kleiderschrank vertreiben Motten.
Historisch: Man schreibt dem Lavendel Zauberkraft gegen alles Böse zu. In Bayern glaubte man, dass der Lavendel von Gott gesegnet wurde. Diese Segnung zeigt sich in seinem Wohlgeruch. Wegen dieses Geruchs, der selbst den Schwefelgestank des Teufels übertönte, empfahl man den Lavendel als Mittel gegen die Pest. Er galt über lange Zeiten hinweg als einziges Mittel gegen den Pesthauch.

Viola – das Veilchen

Das violette Veilchen ist eine weitverbreitete Pflanze in Europa. Zu dieser Pflanzenfamilie gehört das Stiefmütterchen.
Siehe weitere Ausführungen zum Veilchen im Kapitel zur Farbe Blau.

Distel

Ferner gibt es noch violett blühenden Distelarten, aus denen hochwertige Speiseöle gewonnen werden.

Lebensmittel

Natürliche violette Farbstoffe in Lebensmitteln weisen eine glykosische Bindung auf, das heißt, das Farbpigment ist an Zucker gebunden. Violette Lebensmittel verbessern die Sauerstoffzufuhr in den Zellen und können so den Körper regenerieren und neue Zellen aufbauen.
Violette Lebensmittel sind:

- **Auberginen**
- **Brombeeren**
- **Feigen**
- **Heidelbeeren**
- **Holunderbeeren** (für Blüten siehe das Kapitel zur Farbe Weiß)
- **Radiccio**

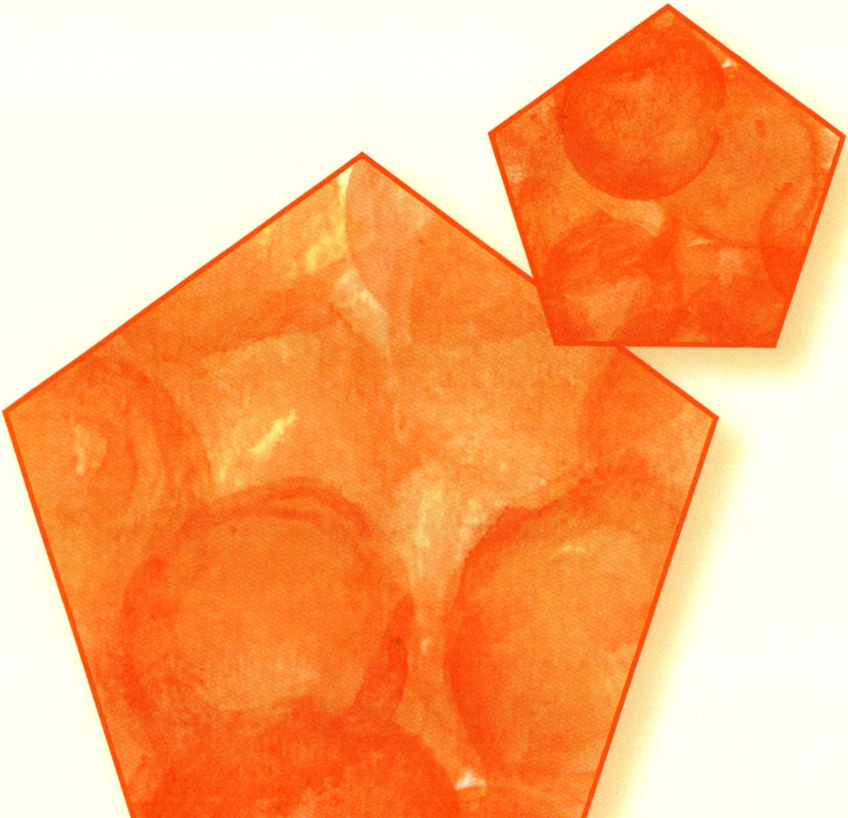

Orange

Wellenlänge 650 – 600 Nm, 470 – 520 Billionen Schwingungen/Sek.
Sekundärfarbe, mäßige Farbreichweite,
warme Farbe (Wärmepol des Farbenkreises)
Orange nach dem rationalen Farbsystem von Küppers: C 00 / M 50 / Y 50 / K 00
Symbolik:
Freude, Sonne, Extraversion
Psychologische Wirkung:
fördert Begeisterungsfähigkeit und Selbstsicherheit, regt geistig an und befreit von geistigen Blockaden, wirkt öffnend

Der Farbbereich von Orange zieht sich von Scharlach-Zinnober (ein Rotorange) bis kurz vor Gummigutt (eine orange Künstlerfarbe mit starkem Gelbstich) hin. Orangerot ist eine Grundfarbe bei den Lichtfarben. Bei den Oberflächenfarben ist Orange eine Sekundärfarbe, die aus der subtraktiven Mischung von Gelb und Rot zu gleichen Anteilen entsteht. Es ist die Komplementärfarbe zu Blau. Als relativ reines Orange gilt das Kadmiumorange, das als Künstlerfarbe unter diesem Namen erhältlich ist. Es besitzt einen feinen warmen Ton und ist leicht vermalbar.

In das Spektrum von Orange gehört auch Apricot. Dies ist eine bei Frauen beliebte weißgebrochene oder stark aufgehellte Farbe zwischen Rosa und Orange. Unser Farbeindruck im Mutterleib ist von Apricot geprägt gewesen.

Orange ist die auffallendste und wärmste Farbe des Farbenkreises. Aus diesem Grund wird sie als Warnfarbe verwandt und dazu, einen Raum zum Beispiel wärmer erscheinen zu lassen. Orange spart Heizkosten, heißt es unter Farbspezialisten. Was man an Heizkosten spart, gibt man jedoch mehr fürs Essen aus, denn Orange lässt leicht Appetit entstehen.

Das liegt darin, dass Orange zusammen mit Rot als die anregendste Farbe des Spektrums wirkt. Orange sticht also in jeder Hinsicht hervor. Orange gebärdet sich auffällig. So fallen auch die Mönche in Ostasien auf, die sich in ursprünglich safrangefärbten orange Roben kleiden. Dabei wurde jedoch Orange nicht wegen seiner Auffälligkeit gewählt, sondern weil es als wärmste Farbe auch Mitgefühl und die Liebe zu allen Wesen ausdrückt. Außerdem gehört in Asien Orange zu den beliebtesten Farben. In Europa dagegen ist es unbeliebt, wahrscheinlich weil es zu sehr auffällt.

Orange schafft eine optimistische Stimmung. Der an den Gesetzen der Farbe so interessierte französische Maler Eugène Delacroix (1798–1863) meinte, dass Rot, Gelb und Orange Ideen der Freude und der Fülle darstellen. Auf der anderen Seite ist Orange aber mit dem Tod verbunden. Berüchtigt wurde das Agent Orange, das als hochgradig ungesundes Entlaubungsmittel im Vietnam-Krieg eingesetzt wurde und mit dem in der Ukraine versucht wurde, den späteren Staatschef Viktor Juschtschenko (geboren 1954) zu ermorden. Diese aggressive Seite trägt Orange vom Rot her in sich. Sie ist dafür verantwortlich, dass sich Orange derart in den Vordergrund drängt, was allerdings auch der Farbgeste von Gelb entspricht.

Orange ist eine Farbe, die in der Männermode fast gar nicht vertreten ist, obwohl ihr Gestus männlich ist. Blau als komplementäre Farbe zu Orange herrscht hier vor und kommuniziert feine Zurückhaltung. Man will sein Gegenüber nicht erschrecken durch eine derartig ins Auge springende Farbe. Orange tragen meist nur Exzentriker.

Farbheilung

Orange gilt als *die* Farbe der Gesundheit –außer im Begriff »Orangenhaut«.

Orange wirkt stabilisierend auf die Gesundheit als Bestrahlung mit Licht. Es wird oft einer Farblichtbestrahlung mit Rot vorgezogen, da es nicht derart aktiviert und auch bei leicht nervösen Menschen benutzt werden kann. Allerdings sollten stark überaktive und nervöse Menschen und Choleriker die Farbe Orange meiden.

Man kann ferner mit orangen Kleidern, Tüchern, Bettwäsche und einer orangen Farbumgebung heilen und seine Gesundheit stärken.

Ein reines Orange (fünfzig Prozent Rot und fünfzig Prozent Gelb) reinigt die Haut, entschlackt und gilt außerdem als Nervennahrung. Orange hilft bei Nierenschwäche und regt einen trägen Magen an.

Auch bei depressionsartigen Verstimmungen und einer Neigung zu Trägheit wirkt Orange aktivierend und stimmungsaufhellend.

Das Apricotorange – oder kurz »Apricot« genannt – vermittelt Geborgenheit, Wärme und Entspannung besonders in Zeiten der Einsamkeit. Diese Farbe strahlt nicht nur Zärtlichkeit aus, sondern öffnet einen auch für Zärtlichkeiten und stärkt die Fähigkeit, sich auf Beziehungen einzulassen.

Wenn Sie Ihre Augen schließen und sich vorstellen, dass Sie in eine orange Farbwolke gehüllt sind, wird Ihnen sicher warm werden.

Steine

Ist Orange bei Farbheilern beliebt, werden jedoch orange Steine selten zum Farbheilen verwandt. Eine Ausnahme bildet Hildegard von Bingen, die den Sarder (Karneol) als stärksten aller Heilsteine betrachtete.

Alle orangen Steine sollen den Genuss in jeder Hinsicht steigern und Erstarrungen in der Lebensführung auflösen. Die Volksmedizin empfiehlt, orange Steine als Schmuck zu tragen, um Kummer und Trauer aufzulösen.

Feueropal – Härte 6.5
Der Feueropal besitzt eine orangerote Farbe.
Menschen, die sich häufig schwach fühlen, gibt dieser Stein Energie. Er gilt bei den Indianern Nordamerikas als kräftiger Heilstein, der den Kreislauf stabilisiert und die Blutgefäße pflegt.

Karneol – Härte 7
Durchsichtiger Stein mit orange Tönung.
Heiler benutzen ihn, um zornige und aggressive Menschen zu beruhigen. Ferner soll er die Erdung als Schmuckstein oder in der Hosentasche getragen unterstützen.
Historisch: Die Römern trugen diesen Stein, um sich der Inspiration zu öffnen. Dem Volksglauben nach stärkt der Karneol die Ausdrucksfähigkeit und den Zusammenhalt und die Identität der Familie. Deswegen wurde er oft in Siegelringen getragen.

Topas – Härte 8
Der orange Goldtopas gilt als der Stein des Denkens. Er hilft bei (geistiger) Erschöpfung und Prüfungsängsten und bewahrt vor Depressionen.
Historisch: In England, Schweden und Spanien galt der Topas als Unglücksstein, warum er am Hof nicht getragen werden durfte.

Pflanzen

Die klassisch orange Pflanze ist die Frucht der Orange und anderer Zitrusfrüchte wie Mandarinen und Clementinen. Dieses orange Obst verhilft uns in der kalten Jahreszeit zum abwehrsteigernden Vitamin C.

Orlean
Strauch, dessen Samenkapseln ein leuchtendes Orange färben. Mit seinem Samen werden Genussmittel und Lebensmittel gefärbt.

Safran (echter und falscher)
Safran, die Blütenstempel des Safrankrokus, wird häufig zur Färbung von einem gelbstichigen Orange genutzt, das auch Indischgelb genannt wird. Mit Safran kann man von reinem Gelb bis kräftigem Orange färben. Billiger ist jedoch der Saflor (falscher Safran), eine Distel, die in Indien und China aus diesem Zweck kultiviert wurde.

Weitere Ausführungen zu Safran finden im Kapitel zur Farbe Gelb.

Lebensmittel

Bei orangen Lebensmittel spielt neben den Zitrusfrüchten nur noch der Kürbis eine wesentliche Rolle. Das Gewürz Safran, das den Kuchen gelb färbt und den Reis gelborange, wird relativ selten in der europäischen Küche gebraucht, außer bei französischen Rezepten für Fischsuppen. Das liegt daran, dass Safran eines der teuersten Gewürze ist.

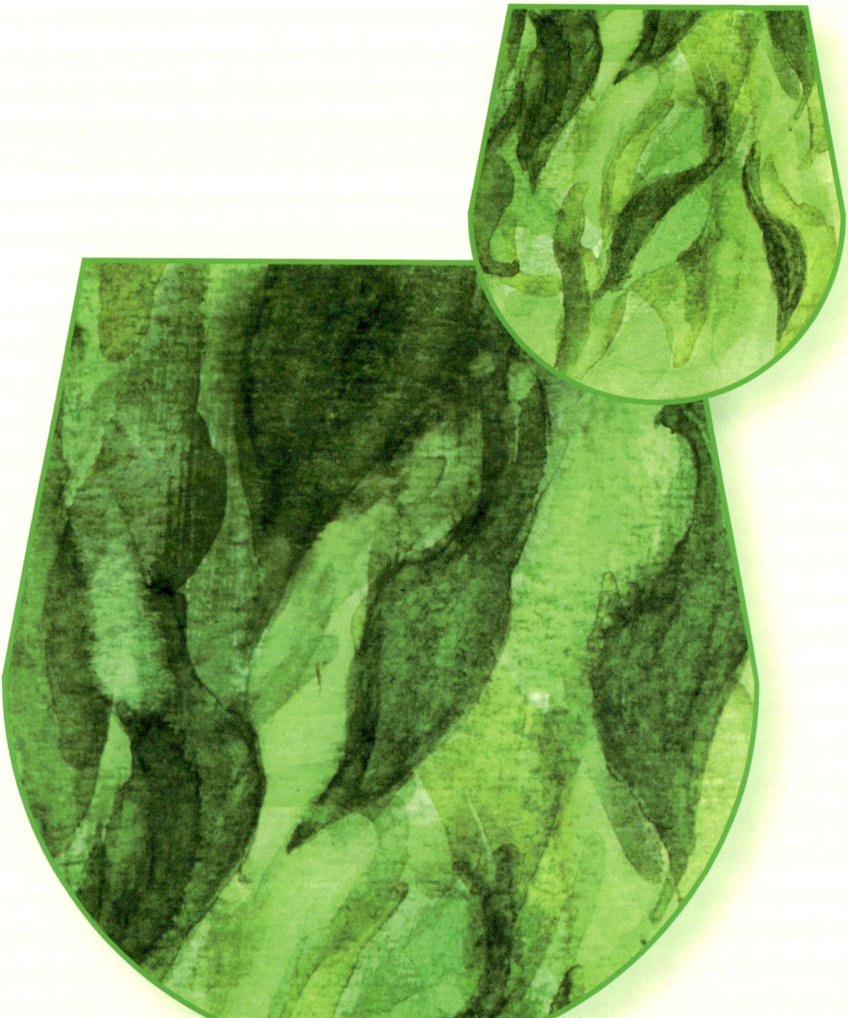

Grün

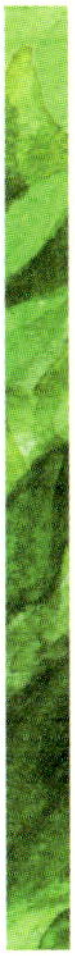

Wellenlänge 550 – 500 Nm, 590 – 650 Billionen Schwingungen/Sek.
Sekundärfarbe, komplementär zu Rot,
große Farbreichweite,
laue Farbe,
Grün nach dem rationalen Farbsystem von Küppers: C 50 / M 00 / Y 50 / K 00
Symbolik:
Natur, Fruchtbarkeit, Leben, Harmonie des mittleren Wegs
Psychologische Wirkung:
erzeugt Harmonie, beruhigt (nicht ganz so stark wie Blau), stabilisiert physiologisch und psychologisch, ruft Sehnsüchte nach dem (verlorenen) Paradies hervor

Grün ist eine Grundfarbe bei den Lichtfarben, aber eine Sekundärfarbe bei den Oberflächenfarben. Es verhält sich komplementär zu Rot, mit dem es sich zu Braun mischt. Ein relativ reines Grün bieten das Chromgrün und das Chromoxidgrün. Beide Farben sind im Handel zum Beispiel als ausgewogene Aquarellfarben erhältlich, die sich im Gleichgewicht zwischen Gelb und Blau befinden. Die meisten Grüntöne auf Chrombasis tendieren zu den eher kalten Farbtönen. Als Alternative dazu bietet sich das sogenannte Echtgrün oder das preiswerte Kadmiumgrün an. Beides sind harmonische Künstlerfarben, die im mittleren Bereich des Farbspektrums liegen. Ferner ist noch das sogenannte Saftgrün oder Sap Green beliebt, das als Aquarell- und Ölfarbe hergestellt wird. Bei der Aufhellung dieser Farbe erkennt man jedoch ihren etwas stärkeren Gelbanteil, aber nur dann.

Grün assoziiert spontan jeder mit der Natur. Hauptsächlich grün ist die Welt der Pflanzen. Die diese Welt erhalten wollen, nennen sich folgerichtig »die Grünen« und werben mit grünen Plakaten. Allerdings zeigt das Grün der Grünen einen leichten Gelbstich. Dadurch fällt es jedoch besser auf. Das Grün der Dresdner Bank ist etwas kälter. Und wie der Volksmund schon sagt, Grün ist die Hoffnung. Bei den Grünen hofft man auf eine bessere Welt und bei den Kunden der Dresdner Bank, dass sich ihr Vermögen mehre.

In der Natur zeigt das Grüne allerdings auch das Unreife bei den Früchten an. Sagt man »er ist noch grün hinter den Ohren« oder »greenhorn« im Englischen, dann wird damit gar nicht schmeichelhaft eine Unerfahrenheit angesprochen. Was grün ist, das ist noch nicht vollendet. In dem Sinn sah Goethe die Entwicklung der Farben. Im Grün selber ruht sie, aber jegliche Steigerung der Farben zum Rot – ob über die warmen oder kalten Farben – geht erst einmal vom Grün aus.

Grün ist eine entspannende Farbe mit großer Farbreichweite. Es stellt den Ruhepol des Farbenkreises dar, worauf bereits Goethe in seiner Farbenlehre hinwies. Angespannte Augen entspannen sich beispielsweise, wenn sie aufs Grüne schauen. Die Fahrt ins Grüne wird aus Gründen der Erholung unternommen, denn Grün steht für Gesundheit. So ermahnen Eltern ihre Kindern kurz und knapp: »Iss mehr Grünes«.

Diesem gesunden Grün steht das Giftgrün gegenüber. Es stellt den Schatten der Farbe Grün dar. Man empfindet seinen Anblick als ekelhaft. Dies ist die Farbe der Gallenflüssigkeit. Erstaunlicherweise sind die meisten Pigmente der Farbe Grün hochgiftig. Als Beispiel möge der Grünspan dienen, aus dem eine grüne Farbe, das sogenannte Grünspangrün noch bis ins vorige Jahrhundert hinein produziert wurde. Grün kann also eine hochbeliebte Farbe der Gesundheit als auch eine Ekelfarbe sein, die an Schleim erinnert.

Im Farbheilen wird Grün zur Schaffung eines ausgeglichen Zustands benutzt. Das entspricht logischerweise ihren Anteilen: Gelb als der farbige Stellvertreter des Lichts mischt sich mit Blau als den farbigen Stellvertreter der Finsternis. Das macht das menschliche Leben aus, nämlich Licht und Finsternis oder Gut und Böse in der Waage zu halten. Von seiner Farbgeste her drückt ein mittleres Grün genau diesen Ausgleich aus.

Farbheilung

Grün wirkt ausgleichend und beruhigend. Es stabilisiert und stärkt das Selbstwertgefühl. Es wirkt hilfreich bei Menschen, die starken Stimmungsschwankungen unterliegen und die keine Ruhe finden. Wenn Sie Energie auftanken möchten, empfiehlt sich eine grüne Farbumgebung. Deswegen erholt man sich in der Natur. Grün eignet sich wie Blau zur Entspannung. Wobei Blau für zu depressiven Stimmungen neigenden Menschen ungünstig ist, Grün diese jedoch stabilisiert.

Grün wirkt vorzüglich auf dominante Menschen. Grün-Fans wollen an die Spitze. Schon das Mittelalter, das Grün liebte, meinte, es stärke die Entschlusskraft.

Grün stabilisiert den Blutdruck. Es wirkt insgesamt ausgleichend auf Körper und Gefühl. Hildegard von Bingen prägte den Begriff »Viriditas«, womit sie die Lebenskraft meinte. Hildegards gesamte Lehre beruht auf dieser »Grünkraft« und das Bemühen, diese zu erhalten. Rudolf Steiner und die Anthroposophen nehmen diese Tradition von Grün als vorzügliche Heilfarbe wieder auf und betonen, dass ein mittleres Grün nicht nur Objektivität in Bezug auf sich selbst fördert, sondern den Betrachter auch in Harmonie bringt.

Lindgrün

Diese Farbe ist die klassische Wohlfühlfarbe, die Farbtherapeuten gegen Aufregung und Unruhe anwenden. Es regt weder zu sehr auf, noch beruhigt es zu sehr. Lindgrün ist ein Symbol leichter Körperlichkeit und jugendlicher Stärke.[2]

[2] Uyldert, Mellie: Verborgene Kräfte der Edelsteine. (Hugendubel) München 1983, S. 61f.

Steine

Aventurin – Härte 7
Farbiger Quarz, dessen grüne Sorten aus Indien und Nepal stammen.
Der Aventurin wird unterstützend bei der Behandlung von Hautkrankheiten eingesetzt.
Historisch: Dem Volksglauben nach verhilft dieser Stein zum Glück in der Liebe und im Spiel.

Jade – Härte 6.5–7
Jade gehört zu den harten Steinen, weswegen sie für Speerspitzen und Messer benutzt wurde.
Grüne Jade wurde in der Volksmedizin zur Stärkung der Nieren benutzt.
Historisch: Seit dem 18. Jahrhundert war die grüne Jade der Lieblingsstein der Kaiser von China. Sie galt als Sinnbild der fünf Haupttugenden Gerechtigkeit, Weisheit, Mut, Barmherzigkeit und Bescheidenheit.

Malachit – Härte 3.5–4
In Steinheilkunde wird der Malachit bei Regelproblemen, zur Milchbildung und bei Asthma empfohlen.
Historisch: Im alten Ägypten diente Malachit in gemahlener Form den Frauen für ihr Make-up. Raffael und Titian benutzten ein aus Malachit hergestelltes Smaragdgrün.

Smaragd – Härte 7.5–8
Smaragdgrün ist das schöne Grün, das in unserer Gesellschaft als das ideale Grün angesehen wird. Der Smaragd ist ein Beryll, der durch Chromoxid seine leuchtend grüne Färbung erhält.
Er wird zur Stärkung der Augen eingesetzt.
Historisch: Das Wort »Brille« stammt vom Beryll, der im Mittelalter wegen seiner vergrößernden Wirkung zu Brillengläsern geschliffen wurde.
Die Anthroposophie nimmt an, dass der Gral aus einem Smaragd bestand.

Pflanzen und Lebensmittel

Jeder weiß es: Grünes zu essen, ist gesund. Grün sind auffallend viele gesunde Lebensmittel wie Kräuter, Gemüse und der Gartensalat, die unseren Körper mit Vitaminen und Mineralien versehen. Alle positiven Wirkungen der Farbe Grün finden sich im grünem Olivenöl.

Goethes Lieblingsspeise war das Nationalgericht der Frankfurter, nämlich die grüne Sauce mit Petersilie, Schnittlauch, Kresse, Pimpinelle, Borretsch und Sauerampfer.

Gurke

Aufgelegte frische Gurkenscheiben verleihen der Haut Frische und Feuchtigkeit.

Salat

Salate (Gartensalat) gelten als das Ideal der gesunden Ernährung. Allerdings wird gleichzeitig der Salat negativ besetzt, wie in dem Ausdruck »da hast du den Salat!«

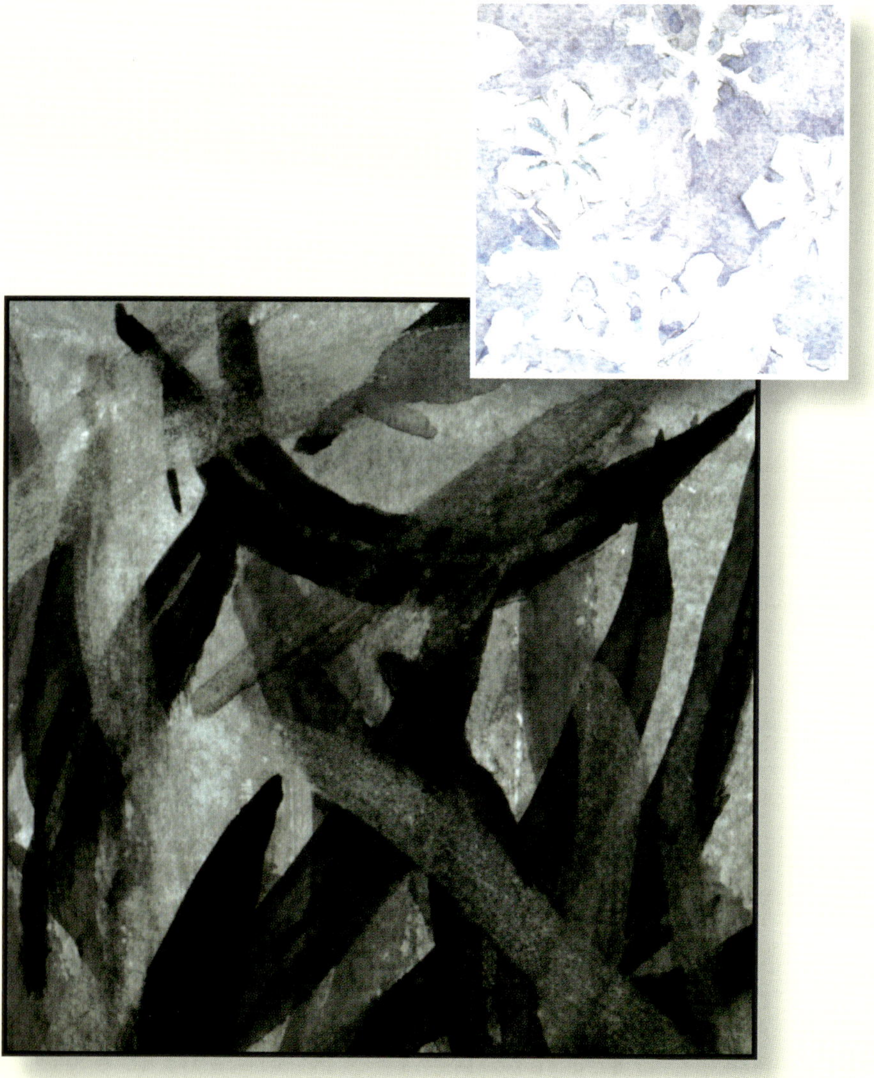

Unbunte Farben

Unbunte Farben sind abstrakte Farben.

Wenn ich über Farben spreche und Schwarz und Weiß erwähne, kommt mit Sicherheit der Einwand, dass dies doch keine Farben seien. Im wissenschaftlichen Sinne sind das natürlich Farben wie alle anderen Farben auch. Und doch nicht ganz, denn wir haben es hier mit den unbunten Farben zu tun. Den unbunten Farben Schwarz, Weiß und Grau ist etwas Abstraktes zu eignen, sie sprechen nicht in dem Maße unsere Gefühle an wie zum Beispiel die sechs bunten Farben des Regenbogens. Zu Zeiten der spanischen Inquisition im 16. Jahrhundert galt der Farbverzicht als fromm und deswegen erlebten die unbunten Farben wie heute in unserer »coolen« Welt Hochkonjunktur.

Nach der Popkultur wurde es vielen zu bunt und sie griffen seit Mitte der 70er Jahre zu den unbunten Farben Weiß und Schwarz. Das drückt emotionale Neutralität und moderne, emotionslose Sachlichkeit aus. Der Coole fühlt sich in dieser relativ neutralen Umgebung wohl.

Die unbunten Farben kamen als Modefarben mit dem städtebildenden Bürgertum des Mittelalters auf. Jeder brauchte gemäß ritterlicher Tradition seine Farben. Der Adel hatte Anrecht auf die bunten Farben und die Metallfarben Gold und Silber, das Volk trug Ungefärbtes und sah oft braun oder undefinierbar grau aus, daher blieb für das schnell aufkommende Bürgertum nur die beiden Farben des Geistes Weiß und Schwarz. In Weiß und Schwarz fühlt der Bürger sich seitdem zu Hause. Diese Zusammensetzung gilt bis heute noch als edel und klassisch elegant.

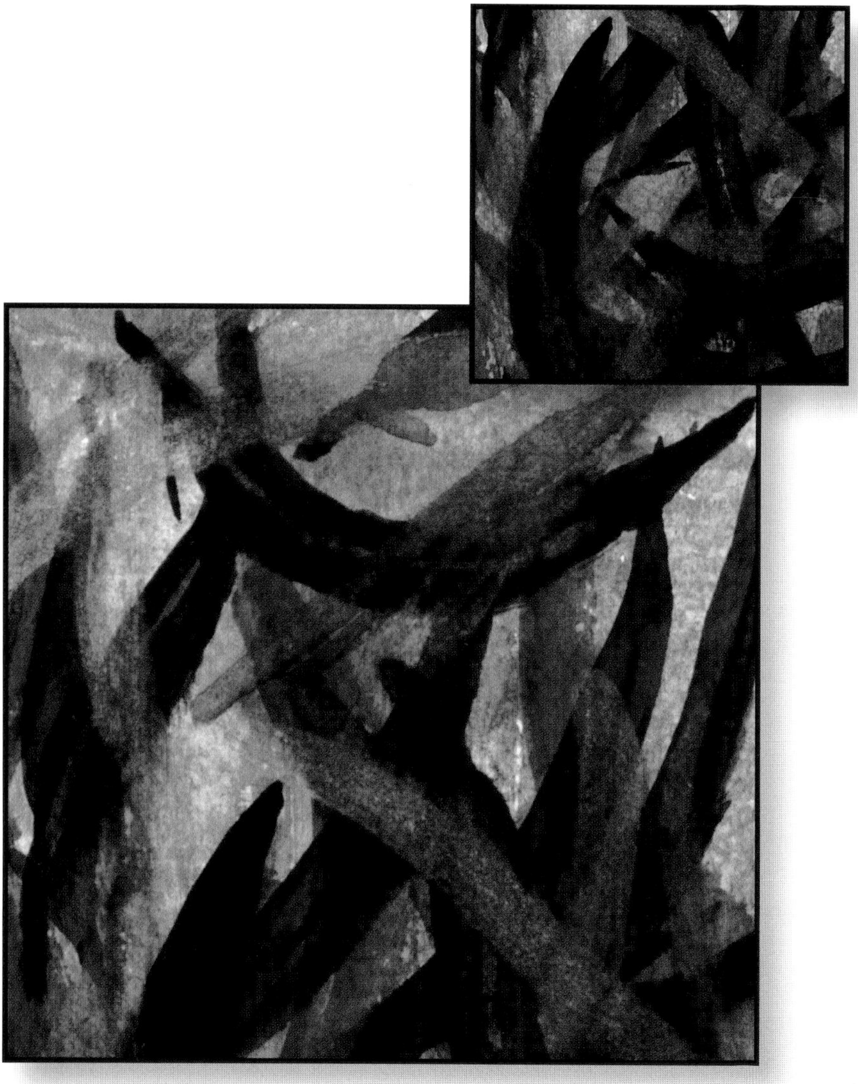

Schwarz

Unbunte Farbe,
große Farbreichweite,
kalte im Sinn von abstrakter Farbe.

Schwarz nach dem rationalen Farbsystem von Küppers: C 00 / M 00 / Y 00 / K 99 – das ist das ideale Schwarz, das es jedoch in der Realität nicht gibt. Jede schwarze Pigmentfarbe weist Einmischungen von anderen Farben auf – meist Blau oder Grün – die deutlich sichtbar werden, wenn die Farbe stark verdünnt wird.

Symbolik:
Kreativität & Möglichkeiten, Geheimnis & Exklusivität, Leben & Tod, weibliche Farbe

Psychologische Wirkung:
engt ein, macht depressiv, wenn es großflächig verwandt wird, schwarze Gegenstände wirken edel, erzeugt entspanntes Uterusgefühl, oft kommt man sich in schwarzer Farbumgebung schöner vor (vgl. Wirkung schwarzer Dessous)

Schwarz ist eine Farbe, die eng gesehen wie Weiß nur eine geringe Farbreichweite besitzt. Reines Schwarz findet man bestenfalls in altertümlichen Farben, die aus Ruß hergestellt wurden. Ansonsten sind alle Farben, die man mit der Bezeichnung Schwarz kauft, keineswegs schwarz, sondern sehr dunkle Grautöne mit der Beimischung anderer Farben. Kunstmaler wollen auch gar kein reines Schwarz, da dieses tot auf der Fläche wirkt. Ein aus vielen Farben gemischtes »Schwarz« erscheint dagegen lebendig und ist interessant anzuschauen. Wenn wir diese Auffassung vom Schwarz teilen, dann besitzt allerdings Schwarz im Gegensatz zu Weiß eine sehr große Farbreichweite. Da Schwarz das Ergebnis der subtraktiven Mischung aller Oberflächenfarben ist, sind in ihm alle Farben vorhanden. Es ist die Mutter aller Oberflächenfarben und deswegen verändern Einmischungen anderer Farben nicht so schnell seinen Charakter.

Bei den liturgischen Farben in der katholischen Kirche wird Violett als farbiger Stellvertreter von Schwarz genutzt.

Schwarz ist im unserem Kulturbereich eine zwiespältige Farbe. Die einen lehnen es wegen seiner Dunkelheit ab und halten es für einen Ausdruck depressiver Stimmungen. In der Therapieszene wird schwarze Kleidung häufig als ein Hinweis auf Melancholie angesehen. Die anderen loben Schwarz über alle Maßen, da es einem Gegenstand den Hauch von Exklusivität verleiht. Autos, Kameras und viele High-Tech-Geräte wirken schwarz lackiert edler. Schwarz stellt in diesem Sinn den Gegensatz zu Orange und Braun dar, da diese beiden Farben Gegenstände oft billig erscheinen lassen.

Es gibt eine lange Tradition, Schwarz als die schöne Farbe zu sehen, die mit dem Slogan »black is beautiful« (Schwarz ist schön) wieder aufgenommen wurde. Schon die Königin von Saaba behauptet selbstbewusst im Hohen Lied der Bibel, dass sie schwarz und deswegen schön sei. Und heute ist es »das kleine Schwarze«, jenes elegante schwarze Kleid, in dem sich Frauen als schön erleben genauso wie im schwarzen Dessous. Schwarz ist die Farbe der am häufigsten verkauften Dessous, weil das Schwarze stets auf ein Geheimnis verweist und dazu noch harmonisch die braune Haut kontrastiert. Das Geheimnis ist stets das Dunkle, in das das Licht des erkennenden Geistes nicht hinreicht, und wie das Dessous zum Ausziehen bestimmt ist, so regt jedes Geheimnis an, gelüftet zu werden.

Natürlich ist in unserem Kulturbereich Schwarz die Farbe des Todes und der Trauer. Zur Trauerfeier erscheint man in Schwarz und Witwen trugen häufig bis zum Ende ihres Lebens schwarze Kleidung, wenn ihr Mann verstorben war – so wie es in einigen südeuropäischen Gebieten noch heute üblich ist. Schwarz ist wie das Schwarze Loch in der Astrophysik, in dem alles unwiederbringlich verschlungen wird. Diese Symbolik von Trauer, Verlust und Tod entspricht ideal der Farbgeste von Schwarz. Schwarz absorbiert fast alles Licht und reflektiert deswegen fast kein Licht. Damit wirkt es physiologisch beruhigend, denn in den Farbrezeptoren der Augen, den Stäbchen, geschieht angesichts der schwarzen Farbe nichts. Kein lichtsensibler Farbstoff wird in den Stäbchen zersetzt, und deswegen kommt es im Gehirn zur Farbwahrnehmung schwarz. Alle anderen Farben, und speziell die warmen Farben, werden jedoch in ihrer Wirkung erhöht, wenn sie gegen schwarz gesetzt werden. Deswegen wählten einige Maler wie beispielsweise Emil Nolde (1867–1956) häufig schwarze Rahmen für ihre Bilder. In vielen Bildbearbeitungsprogrammen des Computers steht die Voreinstellung für den Hintergrund, vor dem die Bilder erscheinen, auf schwarz.

Schwarz ist keineswegs nur dem Tod, sondern auch dem Leben verbunden. Nur im Dunklen wächst ein Keim heran, bis er sich dem Licht stellen kann. In den Ursprungsgebieten unserer Kultur in Mesopotamien (Zweistromland von Euphrat und Tigris) und Ägypten ist es der schwarze Flussschlamm, der Fruchtbarkeit bringt. Das weiße Sonnenlicht verbrennt alle Pflanzen oder lässt sie verdörren.

Unter Farbheilern wird allerdings Schwarz durchweg abgelehnt. Damit verhalten sie sich wie die katholische Kirche, der im Hochmittelalter bis zur Neuzeit die schwarzen Madonnen, die meistens als wundertätig betrachtet worden, ein Dorn im Auge waren. Farbheiler behaupten, dass Schwarz alle Heilenergien blockieren würde (was nie wirklich untersucht wurde). Wenn auch Schwarz sich als Wandfarbe in Räumen nicht eignet, so kann man sich doch ohne weiteres in einem großen Raum, der schwarz gestrichen ist, angenehm geborgen und wohl fühlen.

Zusammen mit Rot und Weiß gehört Schwarz zu denjenigen Farben, die am meisten ideologisch besetzt wurden. Die Konservativen bis hin zu den Faschisten lieben Schwarz (schwarze Uniform der SS der Nazi-Zeit), die Kirche lehnt es weitgehend ab. Im Design wird es zur Farbe der Exklusivität, des Edlen und im Farbheilen wird Schwarz verteufelt. Am Schwarz scheiden sich die Geister. Selten steht jemand Schwarz neutral gegenüber, entweder man liebt es oder man lehnt es ab.

Farbheilung

In der konventionellen Farbheilung wird Schwarz nicht nur gemieden, sondern geradezu dämonisiert. Dennoch fördert eine schwarze Farbumgebung wie auch schwarze Kleidung den Kontakt mit dem Unbewussten. Schwarz stärkt die Klarheit und Selbstsicherheit. In schwarzer Kleidung kommt man sich häufig schön und mächtig vor, worauf die Wirkung schwarzer Anzüge, Dessous und Mäntel beruht. Auf Menschen, die zur Depression neigen, wirkt Schwarz jedoch deprimierend.

Zur Individuation ist es wesentlich, die schwarzen Aspekte (die Schatten nach Jung) zu betrachten.

Steine

Wie die schwarze Farbe insgesamt oft unreflektiert abgelehnt wird, so wurden auch schwarze Steine weitgehend missachtet.

■ Jet

Eine bitumenreiche, tiefschwarze Braunkohle.
Als Heilstein blieb er weitgehend unbeachtet. Als Schmuckstein – speziell in Silber gefasst – gilt er sowohl als Ausdruck der Trauer, als auch als Betonung der Körperlichkeit.
Historisch: Nach dem Tod von Albert im Dezember 1861, dem Prinzgemahl von Königin Victoria, durfte am englischen Hof nur der Jet getragen werden. Jet wurde zum Modestein, der zu Beginn des 21. Jh. wiederentdeckt wurde.

■ Obsidian

Vulkanisches Gesteinsglas schwarzer bis dunkelgrauer Färbung. Als Schmuckstein symbolisiert er das Geheimnis und die Verführung. Außerdem soll er die Beschäftigung mit der eigenen dunklen Seite fördern.

Pflanzen

Schwarz ist keine natürliche Pflanzenfarbe, was Züchter nicht davon abhielt, Tulpen und Rosen mit schwarzen Blütenblättern zu züchten, was jedoch nie befriedigend gelang.

Lebensmittel

Zu den schwarzen Lebensmitteln werden schwarze Oliven, schwarze Johannisbeeren, der Kaviar, das Schwarzbrot und das Schwarzbier und alles Angebrannte gezählt, das nicht gegessen werden sollte.

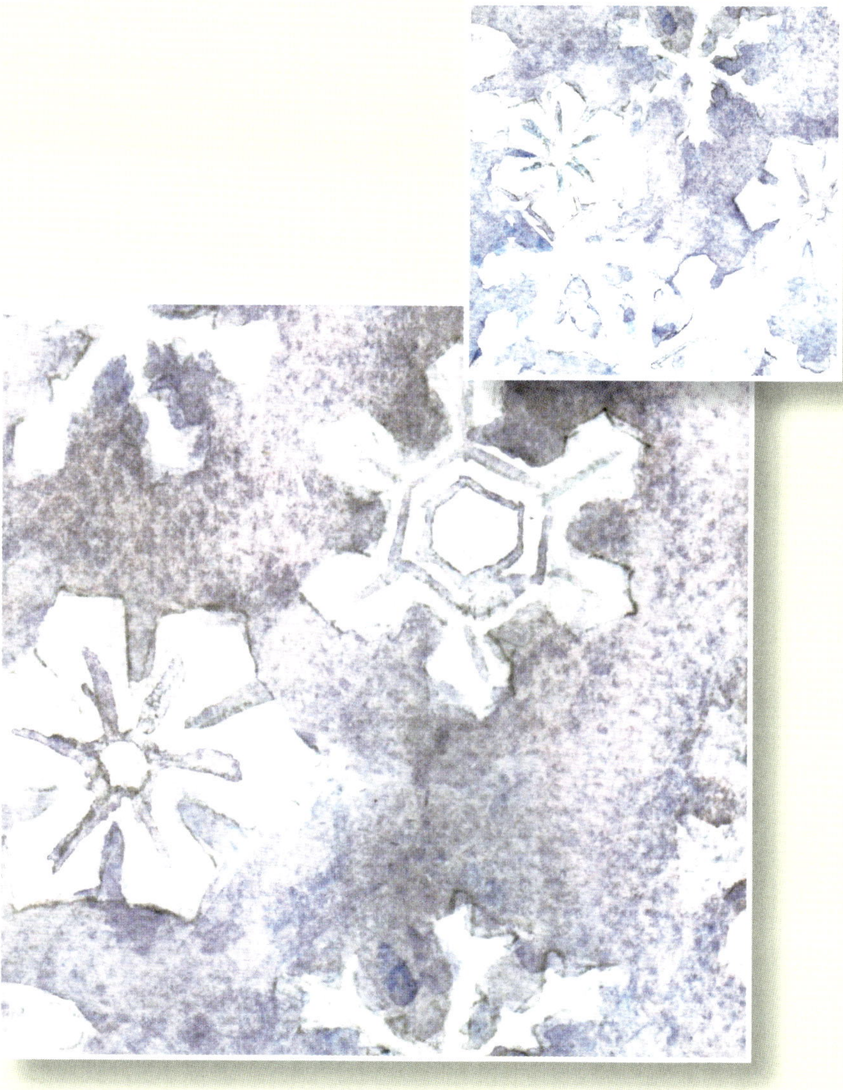

Weiß

Unbunte Farbe,
geringe Farbreichweite,
kalte im Sinn von abstrakter Farbe.
Reines Weiß nach dem rationalen Farbsystem von Küppers: C 00 / M 00 / Y 00 / K 00 – das ist das ideale Weiß, das es jedoch wie das ideale Schwarz in der Realität nicht gibt. Jede weiße Pigmentfarbe weist Einmischungen von anderen Farben auf – meist Gelb – die deutlich sichtbar werden, wenn die Farbe verdünnt wird.
Symbolik:
Reinheit, Vollkommenheit, Tod, Licht, männliche Farbe
Psychologische Wirkung:
gibt Weite, regt den Intellekt an, wirkt aggressiv aber auch engelhaft unschuldig, wenige Menschen fühlen sich in einer weiß dominierten Farbumgebung wohl

Weiß ist die Farbe mit der kleinsten Farbreichweite. Schon ein Tropfen einer anderen Farbe in Weiß eingemischt, verändert deren Charakter derart, dass es nicht mehr als reinweiß empfunden wird. In der Symbolik verkörpert Weiß das Licht. Damit ist die Geste dieser Farbe perfekt ausgedrückt, die nämlich keine andere Farbe des Lichtspektrums absorbiert, sondern die Farben aller Wellenlängen reflektiert.

Bei den Lichtfarben stellt Weiß die additive Mischung aller Farben dar. Wenn vom »weißen Licht« gesprochen wird, ist kein weiß gefärbtes Licht gemeint, sondern das Sonnenlicht, in dessen Spektrum alle Lichtfarben vereinigt sind.

Weiß ist in der Malerei eine schwierige Farbe. Es besitzt die Tendenz, warme Farben zu überstrahlen. Weiß neben Gelb oder Orange gesetzt, schwächt die Kraft der beiden bunten Farben ab. Allerdings kann Weiß durch den Kontrast hell – dunkel kalte Farben deutlicher hervortreten lassen. Der maximale Kontrast in der Farbenwelt ist der

Schwarz-Weiß-Kontrast. Werden Schwarz und Weiß nebeneinander gesetzt, steigern sich beide Farben.

Mit Weiß verhält es sich ähnlich wie mit Schwarz: Am Weiß scheiden sich die Geister. Die einen lehnen Weiß wie der amerikanische Autor Herman Melville (1819–1891) als gruselige Farbe, die ins Auge sticht, ab. Für die anderen stellt Weiß den Inbegriff der Heiligkeit dar. In allen Lichtreligionen, vom persischen Lichtkult um Zoroastra (Zarathustra bei Nietzsche) bis hin zum Christentum, wird Weiß als Farbe der höchsten Vollendung und Reinheit gelobt. Dennoch ist nicht zu verkennen, dass Weiß eine Tendenz besitzt, sich zu beschmutzen. Kein Weiß bleibt lange Weiß.

In vielen Kulturen wie beispielsweise in Indien ist Weiß die Trauerfarbe. Dass Weiß mit dem Tod verbunden ist, schildert anschaulich Melville in seinem viel gelesenen Roman »Moby Dick; oder: Der Wal« (1851), in dem der Held zum ersten Mal Kapitän Ahabs Schiff betrachtet, das mit seinen weiß gebleichten Teilen, die aus Walbein (Walknochen) bestehen, eine Todesahnung heraufbeschwört. Damit scheint Melville unbewusst moderne wahrnehmungspsychologische Forschungen vorweg zu nehmen, die zeigen, dass in einem völlig weißen Raum bei den meisten Versuchspersonen die erste Assoziation Tod ist. Das liegt sicher an den weiß gebleichten Knochen der Toten, die berüchtigte Piraten des 17. Jahrhunderts wie Henry Every, Richard Worley und Jack Rackham auf ihren Fahnen zeigten. Damit signalisierten sie Tod und Aggression. Neben Rot ist Weiß die ideale Farbe, Aggression auszudrücken, da speziell ein beleuchtetes Weiß wie auf Gletschern und Schneeflächen bis zur Schneeblindheit in die Augen sticht. Das liegt daran, dass bei der Betrachtung einer weißen Fläche fast alle Farbstoffe in den Zäpfchen der Augen zerstört werden, was im Gehirn zur Vorstellung von Weiß führt.

Andererseits steht die weiße Fahne für das Gegenteil der Aggression: die Ergebung. Weiß ist die Unschuld, die sich mit dieser empfindlichen Farbe als unbefleckt präsentiert. Von dieser unbefleckten Naivität bis zum Waschzwang ist es nur ein kurzer Weg. So werben Waschmittel, an das schlechte Gewissen der Hausfrauen appellierend, damit, dass sie das weißeste Weiß erzeugen, als sei dies das Markenzeichen der guten Frau.

Das reine Weiß ist fern jeder sexuellen Konnotation – allerdings, so nach der Psychoanalyse, deswegen gerade sexuelle Entjungferungsfantasien beschwörend. Parzival erinnert sich angesichts einer weißen Schneefläche der Entjungferung seiner Geliebten. Seitdem ging die Metapher der Blutstropfen im Schnee für die Entjungferung in die Literatur ein.

Farbheilung

Das weiße Licht wird von vielen Farbheilern als das mächtigste Heilmittel angesehen, das universell einsetzbar ist. Fast scheint es so, dass wenn dem Farbheiler nichts einfällt, er auf die weiße Farbe meditieren lässt. Sie gilt beim Farbheilen als das universale Mittel, mit dem man nichts falsch machen kann. Im Grunde drücken das auch die Ärzte in ihren weißen Kitteln aus. Sie werden spöttisch »Götter in Weiß« genannt und erinnern an den christlichen Gott, den man sich weißhaarig im weißen Gewand wie einen indischen Guru denkt. Weiß ist nicht zuletzt eine Farbe der Autoritäten und zwar meistens der moralischen Autoritäten, die stets vorgeben, eine weiße Weste zu besitzen.

Die meisten Tabletten sind weiß gefärbt, um Gesundheit zu suggerieren. Man vereinnahmt Weißes und wird gesund.

Wird das Weiß zu rein, wird es lebensfeindlich. Das schützende, heilende und nährende Weiß blendet nicht, es ist ein mildes oder warmes Weiß, das einen leichten Stich ins Gelbe aufweisen kann. Das harte, kalte Weiß, das im Extrem einen leichten Blauschimmer besitzt, ist das synthetische Weiß, das der Gesundheit schadet.

Historisch: Im Volksglauben glaubte man, dass jegliche weiße Materie heilt. Man nahm z.B. an, dass weiße Wolle Hautausschlag heile und dass eine aufgeriebene Rettichscheibe, ins Genick gebunden, Zahnschmerzen verscheucht.

Von der Vereinnahmung des Weißen versprach man sich auch magische Kräfte. Einige Quellen sagen, man würde so die Sprache der Tiere verstehen, andere meinen, man bekäme Visionen und könne in die Zukunft blicken.

Steine

Mit weißen Steinen wie Milchopal, Milchquarz, Schneequarz und Selenit wurde fast nie geheilt. Auch als Schmucksteine waren sie nie gebräuchlich.

Marmor

Der weiße Marmor ist mit dem idealen Körper antiker Statuen verbunden, die freilich in ihrer Zeit bunt bemalt waren. Mit ihrer edlen Einfalt und stillen Größe drückten sie für die Gelehrten wie Johann Joachim Winckelmann (1717–1768) das Ideal der Klassik aus.

Weißer Hyazinth

Der Überlieferung folgend lag im Granitschrein der Kaaba zu Mekka ein weißer Hyazinth (Zirkonart). Dieser Hyazinth verfärbte sich durch die Sünden der Menschen schwarz. Wie in allen monotheistischen Religionen wird im Islam Weiß zur guten und Schwarz zur bösen Farbe.

Pflanzen

Die bekannteste weiße Pflanze ist das Schneeglöckchen, das das Ende des Winters symbolisiert. Da es giftig ist, wurde es im Heilen und als Lebensmittel nicht benutzt. Auch das ihm ähnliche Maiglöckchen ist giftig. Aus ihm werden jedoch herzstärkende Medikamente und Duftstoffe für Parfüms gewonnen.

Die weiße Lilie trat nur als Symbol Marias hervor. Der Holunder mit seinen weißen Blüten wurde im Kapitel der Farbe Violett abgehandelt. Der Tee seiner Blüten ist beliebt bei Erkältungen. Die weiße Kirschblüte spielt in Japan eine hervorragende Rolle, wo im Shintō Kirschblütenzweige den Schützern des Schreins dargeboten werden.

Weißdorn

Tees aus Weißdornblüten werden zur Herzstärkung genutzt und Weißdornblätter gegen Arteriosklerose und Bluthochdruck eingesetzt (ein Aufguss von zwei bis drei Tassen täglich).

Historisch: Bei den Germanen war der Weißdorn dem Totenkult verbunden.

Vom Weißdorn wird im Volk gesagt, er hielte alles Böse ab, helfe gegen Fieber und Zahnschmerz und verschaffe den Wöchnerinnen eine leichte Geburt.

Lebensmittel

Da Farbschwingungen auch über den Darm und Magen aufgenommen werden, ist es wichtig auf die Färbung seiner täglichen Lebensmittel zu achten. Genießt man eine Woche lang nur weiße Lebensmittel, die alle lebenswichtigen Nährstoffe im ausreichenden Maße enthalten, stellt sich bei jedem ein leichter Magen-Darmkatarrh ein. Werden wieder farbige Lebensmittel in der Woche danach genossen wurden, verschwinden diese Symptome innerhalb von drei Tagen ohne jede Behandlung. So ist es berechtigt, wenn weiße Lebensmittel negativ betrachtet werden. Diese Lebensmittel sind meistens gereinigt und stellen so körperbelastende Gifte dar. Weißes Mehl, weißer Zucker und Weißbrot sind ungesund, weil aus ihnen alle Nähr- und Ballaststoffen entfernt wurden. Unsere Innenwelt wird durch weiße Lebensmittel – außer einigen Milchprodukten – verschmutzt.

Ursprünglich charakterisierte die weiße Speise das heilige Mahl, das zugleich ein heilende Mahl war. Man bereitete vom Fleisch der weißen Opfertiere ein heiliges Mahl, das Glück bringen sollte.

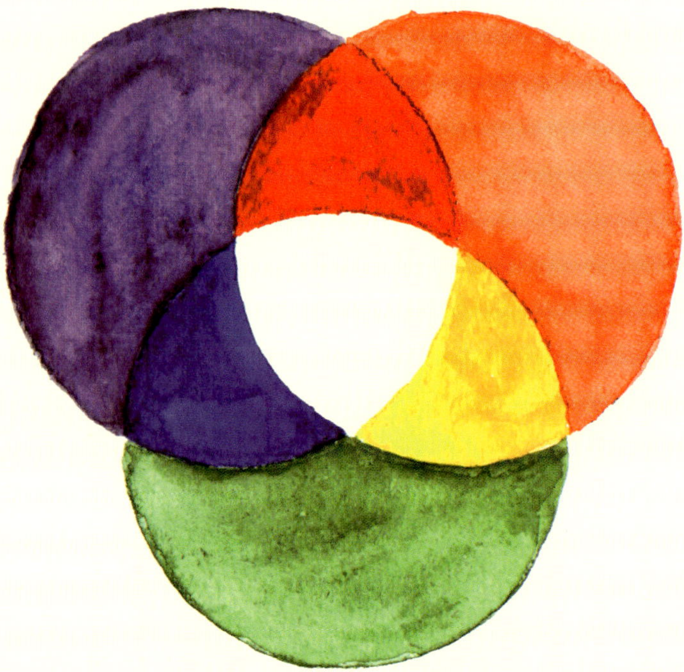

Farbharmonien

In den Farben sind verborgene Dinge von Harmonie oder Kontrast,
Dinge, die durch sich selber wirken,
und die man durch kein anderes Medium ausdrücken kann.
Goethe

Keine Farbe tritt isoliert auf. Der Ausdruckswert einer Farbe hängt stets von der Beziehung dieser Farbe zu anderen Farben ab. Die Wirkung der Farbzusammenstellungen ist alters-, bildungs- und geschlechtsabhängig. Überlagert werden die persönlichen Vorlieben durch modische Farbzusammensetzungen, die gesellschaftlich gerade »in« sind.

»Über Geschmack kann man sich streiten« sagt der Volksmund und drückt damit aus, dass das, was als schön oder harmonisch angesehen wird, äußerst subjektiv ist. Neben dem individuellen Geschmack kann man jedoch auch auf objektive Tatsachen ästhetische Urteile begründen. Das versuchten Goethe und sein Zeitgenosse, der Maler Philipp Otto Runge (Begründer der romantischen Malerei, 1777–1810), die eine normative Ästhetik aus der Ordnung der Farben und der Physiologie des Sehens ableiteten. Wenn es auch wenigen bewusst ist, prägen Goethes und Runges Ansichten bis heute unsere Vorstellungen vom Schönen und Hässlichen. So geht zum Beispiel der verbreitete Spruch »Grün und Blau ziert eine Sau« auf Goethes normative Ästhetik zurück.

Goethe war der erste, der auf Grund des Farbenkreises systematische Harmonieaussagen zu bestimmten Farbzusammenstellungen machte. Allen diesen Aussagen über Farbharmonien liegt eine ganzheitliche Sicht des Farbenkreises zu Grunde, die der Physiologie des Sehens entspricht (Nachbild). Farbe und deren Komplementärfarbe bilden die harmonische Farbzusammensetzung, da hier die Ganzheit der Farben repräsentiert ist.

Harmonische Kontraste

Grün – Violett – Orange
Orange – Grün
Orange – Violett
Violett – Grün

Komplementärfarben wirken zusammen harmonisch und steigern sich in ihrer Wirkung. So sind beispielsweise in der Zusammenstellung von Orange und Grün alle drei Primärfarben vorhanden Orange (**Rot – Gelb**) und Grün (**Blau – Gelb**).

Werden solche rein harmonischen Farbzusammenstellungen automatisch vom Auge erzeugt, so ergeben sich noch weitere Farbzusammenstellungen, die bewusst und willkürlich produziert werden. Man unterscheidet bei diesen die charakteristischen und die charakterlosen Farbzusammenstellungen. Wir finden die charakteristischen Farbzusammenstellungen, wenn wir im sechsteiligen Farbenkreis jeweils eine Zwischenfarbe überspringen.

Charakteristische Farbzusammenstellung

Gelb – Blau – Rot
Blau – Rot
Blau – Gelb
Rot – Gelb

Jede Farbe wirkt zusammen mit ihrer übernächsten Farbe im Farbenkreis harmonisch. Solche Farbzusammenstellungen waren zur Zeit von Bauhaus und de Stijl beliebt und treten bisweilen in Kinderzeichnungen auf.

Charakterlose Farbzusammenstellung

benachbarte Farben im Farbenkreis wirken unharmonisch

Blau – Grün
Blau – Violett
Rot – Violett
Rot – Orange
Gelb – Orange
Gelb – Grün

Bei diesen Farbzusammensetzungen ist stets die dritte der Primärfarben abwesend. Zum Beispiel fehlt bei **Blau – Grün** und **Gelb – Grün** der rote Anteil, bei **Blau – Violett** und **Rot – Violett** der gelbe Anteil. Charakterlos sind also die Nachbarfarben im sechsteiligen Farbenkreis.

Soweit die Ansichten von Goethe und Runge.

Wir leben heute in einer Zeit, in der die klassischen Farbharmonien als kitschig, zu starr und normativ – kurzum als tot erscheinen. Die reaktive Dissonanz der Modernen und Post-Modernen überzeugt jedoch auch nicht. Zurzeit interessiert die Ausdrucksfähigkeit einer Farbe mehr als ihre harmonische Wirkung, denn in der modernen visuellen Kommunikation sollen mitzuteilende Inhalte eindeutig ins Bild gesetzt werden. Hier, jenseits jeder normativen Ästhetik, liegt die Chance, auf das ureigene Gefühl bei der Farbwahl zu hören. Angesichts der wildesten optischen Impulse, denen wir als Großstadtbewohner täglich ausgesetzt sind, ist es fraglich, ob wir überhaupt noch ein Gefühl für farbliche Harmonien und Dissonanzen besitzen.

Im Gegensatz zu Goethe stellt man heute oft Farbharmonien durch Farben gleichen Tons her. Zum Beispiel wirkt Türkis oder Preußischblau immer harmonisch zu Blau, denn Farben gleichen Tons bilden eine Einheit. Designer gehen meist davon aus, dass die Farben harmonisieren, wenn die Farbauswahl aus einer Hälfte des Farbenkreises stammt.

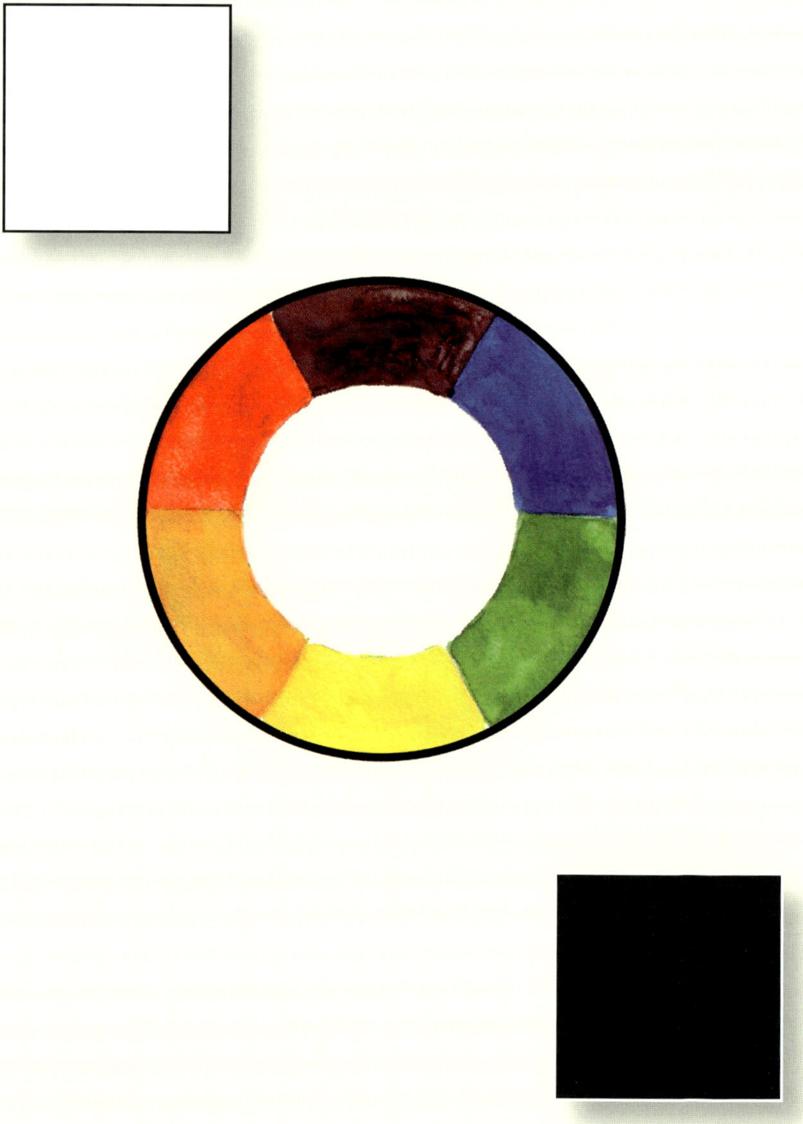

Farben und Selbsterkenntnis

Lieblingsfarbe

Psychologen und Designer haben sich immer wieder der Frage nach der Lieblingsfarbe von einzelnen Personen und Personengruppen zugewandt. Daraus entstanden Persönlichkeitstests, unter denen der von Lüscher der bekannteste und zugleich der am stärksten kritisierte ist.

Werden Sie im Freundeskreis nach Ihrer Lieblingsfarbe befragt, geben Sie häufig spontan eine Antwort. Nehmen wir an, Ihre Lieblingsfarbe ist wie meine Gelb. Das ist eine emotionale Entscheidung, die nichts darüber aussagt, welche Farbe Sie für Ihr Auto oder Ihre Garderobe wählen. Aber die Antwort lässt Rückschlüsse auf Ihre Persönlichkeit zu. Sie sagt etwas darüber aus, wie Sie Ihre Umwelt betrachten.

Suchen Sie sich bitte aus den sechs bunten Farben des Farbenkreises oben und den Farben Schwarz und Weiß Ihre Lieblingsfarbe aus. Entscheiden Sie sich spontan für eine der acht Farben, ohne differenziert Ihre Wahl zu bedenken.

Sie können sich nach der Wahl Ihrer Lieblingsfarbe auf die gleiche Weise eine aus den acht Farben erwählen, die Sie am stärksten ablehnen.

Was sagt die Farbe über Sie aus?

Lieblingsfarbe bzw. abgelehnte Farbe

ROT

Wer Rot als Lieblingsfarbe wählt, fühlt sich wohl, wenn er aktiv ist. Er möchte etwas bewirken. Übersehen zu werden, ist für ihn schwer zu ertragen. Seine Entscheidungen tendieren dazu, eher emotional und impulsiv als überlegt zu sein. »Rotliebhaber« sind häufig körperlich ausgerichtete Menschen.

Wer Rot ablehnt, hat häufig Schwierigkeiten damit, im Mittelpunkt zu stehen. Er fürchtet sich vor Aggressionen, sowohl vor dem Ausdruck seiner eigenen als auch, wenn ihm gegenüber Aggressionen geäußert werden. Oft traut er seinen spontanen Gefühlen nicht und unterdrückt sie deswegen.

Bei Rot als Lieblingsfarbe oder wenn Sie Rot ablehnen, sollten Sie sich fragen:

- Wie äußere ich normalerweise meine Aggressionen?
- Wie reagiere ich auf aggressives Verhalten von anderen?
- Kann ich mich durchsetzen, wo es mir wichtig ist?
- Nutze ich meine Kraft und Fähigkeiten sinnvoll im Alltag oder sehne ich mich nur danach?
- Nehme ich »am vollen Menschenleben« teil?
- Wie ist meine Stellung in meinem Freundeskreis und am Arbeitsplatz?
- Wovon wird meine Einstellung zur Liebe und Sexualität geprägt?

Sich mit diesen Fragen auseinanderzusetzen bringt Ihnen nicht nur Selbsterkenntnis, sondern wird auch Ihr Leben harmonisieren.

ORANGE

Wer Orange als Lieblingsfarbe wählt, ist wahrscheinlich ein warmherziger Mensch oder hat zumindest das Bedürfnis, sich hilfreich und liebevoll anderen zuzuwenden. Er sehnt sich nach Gefühlsaustausch und Wärme, ist aber nicht derart emotional geprägt wie der »Rotliebhaber«.

Wer Orange spontan ablehnt, folgt dem Trend unserer Gesellschaft, in der Orange als unbeliebte Farbe betrachtet wird. Diese Ablehnung kommt meistens dadurch zustande, dass Orange die auffälligste Farbe ist (was schon Goethe betonte). Ihm ist es unangenehm bis peinlich, zu viel Beachtung auf sich zu ziehen.

Bei Orange als Lieblingsfarbe oder wenn Sie Orange ablehnen, sollten Sie sich fragen:

- Wie gehe ich mit Anerkennung und Lob um?
- Wie verhalte ich mich, wenn ich abgelehnt werde?
- Bekomme ich die Gefühle, nach denen ich mich sehne?
- Wie bemühe ich mich darum, geliebt oder gemocht zu werden?
- Benötige ich eine kuschelige und herzliche Atmosphäre, um mich wohl zu fühlen?
- Wie reagiere ich in einer distanzierten kalten Atmosphäre?

GELB

Wer Gelb als Lieblingsfarbe wählt, fühlt sich in einer Umgebung geistiger Klarheit wohl. Er tendiert einer intellektuellen Erfassung seiner Umwelt zu, liebt es wahrscheinlich zu kommunizieren und benötigt den intellektuellen Austausch mit seiner Umwelt, um seine Kreativität zu entfalten.

Gelb wird oft als Farbe von reizbaren und überaktiven Menschen abgelehnt. Allerdings hadern auch diejenigen mit Gelb, die Klarheit und Intellektualität als kalt und bedrohlich empfinden. Träge Menschen lehnen ebenfalls Gelb ab.

Bei Gelb als Lieblingsfarbe oder wenn Sie Gelb ablehnen, sollten Sie sich fragen:

- Wie wesentlich ist mir die Klarheit meines Ausdrucks und bei Alltagsentscheidungen?
- Kommuniziere ich für andere eindeutig meine Bedürfnisse?
- Wie sieht mein Selbstbild in bezug auf meine intellektuellen Fähigkeiten aus?
- Wie stehe ich zu Klugheit und Besonnenheit?
- Wie verhalte ich mich in Situationen, in denen ich schnell reagieren und entscheiden muss?

GRÜN

Wer Grün als Lieblingsfarbe wählt, ist meistens naturbezogen und versucht, seine Umgebung harmonisch zu gestalten. »Grünliebhaber« sehnen sich nach Ruhe und versuchen häufig, gesund zu leben.

Wer Grün als Farbe ablehnt, tendiert zu einem zeitgeistigen aktiven Lebensstil. Er lehnt Konventionen und vor allem Biederkeit ab und versteht sich selbst als modern.

Bei Grün als Lieblingsfarbe oder wenn Sie Grün ablehnen, sollten Sie sich fragen:

- Wie viele Naturerlebnisse benötige ich, um ausgeglichen zu sein?
- Welche Rolle spielen ökologische Überlegungen und Entscheidungen in meinem Leben?
- Wie viel Ruhe wirkt auf mich heilsam?
- Wo steht mir mein Ruhebedürfnis im Weg?
- Wie stehe ich zu Trends und Traditionen?

BLAU

Wer Blau als Lieblingsfarbe wählt, liegt damit im Trend (Blau wird von fast vierzig Prozent aller Mitteleuropäer als deren Lieblingsfarbe bezeichnet). Er neigt wahrscheinlich eher konservativen Werten zu und versucht, sich an seine Umgebung anzupassen. Von Extremen und Exzessen hält sich der »Blauliebhaber« fern.

Wer Blau als Farbe ablehnt, dem ist diese Farbe meistens zu dunkel. Er lehnt seine eigenen melancholischen Tendenzen ab und neigt dazu, seine Innenwelt zu ignorieren. Für viele extravertierte Menschen ist Blau eine unattraktive Farbe.

Bei Blau als Lieblingsfarbe oder wenn Sie Blau ablehnen, sollten Sie sich fragen:

- Welche Rolle spielen Traditionen und hergebrachte Werte in meinem Leben?
- Welches Maß an Sicherheit tut mir gut und wie viel Sicherheit behindert und blockiert mich?
- Wie gut kenne ich mich in meinen eigenen Gefühls- und Triebwelten aus?

- Wie gehe ich mit dunklen Stimmungen für gewöhnlich um?
- Empfinden Sie Ihr Leben bisweilen als langweilig?
- Was unternehmen Sie dagegen?

VIOLETT

Wer Violett als Lieblingsfarbe wählt, neigt häufig einer gewissen Exzentrik zu. Er möchte sich bewusst oder unbewusst von der Norm unterscheiden, indem er sich als etwas Besonderes darstellt. Häufig soll mit der Farbvorliebe für Violett auch die Zugehörigkeit zu einer Gruppe oder Ideologie kundgetan werden (Feminismus, Anthroposophie, Homosexualität etc.).

Wer Violett als Farbe ablehnt, lebt oftmals mehr seine männliche Seite (Animus nach Jung) als Mann oder Frau. Er liebt Klarheit und Zielgerichtetheit und lehnt exaltiertes Verhalten ab.

Bei Violett als Lieblingsfarbe oder wenn Sie Violett ablehnen, sollten Sie sich fragen:

- Wie wichtig ist mir mein Ego?
- Wie wesentlich sind mir meine Überzeugungen?
- Kann ich auch über sie lachen?
- Welchen Raum räume ich meiner weiblichen Seite (Anima nach Jung) im Privat- und Berufsleben ein?
- Wie viel Anpassung hilft mir?
- Wie viel Anpassung schränkt mich ein?

SCHWARZ

Wer Schwarz als Lieblingsfarbe wählt, liebt den Luxus und das Exklusive. Er ist häufig ein kreativer Mensch oder Kunstliebhaber. Außerdem drückt er damit eine bestimmte Autorität und einen Machtanspruch mehr oder weniger bewusst aus. Wie Rot drückt eine Vorliebe für Schwarz oft eine gute Einstellung zur Körperlichkeit und Sinnlichkeit aus.

Schwarz wird häufig aus (naiv) ideologischen Gründen als Farbe abgelehnt. Allerdings wird es auch wegen seiner Dunkelheit (Absorption allen Lichts) negativ betrachtet, die einige Menschen an Depression und ihre eigene dunkle Seite erinnert.

Bei Schwarz als Lieblingsfarbe oder wenn Sie Schwarz ablehnen, sollten Sie sich fragen:

- Fühle ich mich innerlich stabil und sicher?
- Kann ich ohne Grausen meine eigenen dunklen Seiten betrachten?
- Welche Rolle spielt Luxus in meinem Leben?
- Bin ich es mir wert, mir Edles zu leisten?
- Besitze ich die Macht, von der ich meine, dass sie mir zusteht?
- Wie gehe ich mit meiner Macht und der anderer um?

WEISS

Wer Weiß als Lieblingsfarbe wählt, ist entweder romantisch veranlagt oder möchte damit eine gewisse – meist undefinierte – Reinheit ausdrücken. Speziell Frauen lieben Weiß und möchten damit ihre mädchenhafte Seite betonen. Wenn Männer Weiß vor allen anderen Farben bevorzugen, drücken sie damit fast stets ein Machtbedürfnis aus.

Weiß wird oft als Farbe abgelehnt, da sie mit Naivität assoziiert wird und aus praktischen Gründen, da Weiß sich leicht beschmutzt. Außerdem werden Weiß wie Schwarz als abstrakte, eben unbunte Farben abgelehnt. Ihnen fehlt die Buntheit des Lebens.

Allerdings ist bei der Betrachtung der Farbe Weiß zu bedenken, dass sie zur Zeit (2008) als Modefarbe gilt. Insofern kann die Bevorzugung und Ablehnung von Weiß auch Ausdruck einer Einstellung zum Modediktat sein.

Bei Weiß als Lieblingsfarbe oder wenn Sie Weiß ablehnen, sollten Sie sich fragen:

- Was verstehe ich unter Reinheit und welche Rolle spielt sie in meinem Leben?
- Was bedeutet Naivität bzw. Unschuld für mich?
- Sehe ich mich als eine romantisch ausgerichtete Person?
- In welchen konkreten Situationen hilft mir das und in welchen Situationen behindert mich diese Einstellung?
- Kann ich mein Alter akzeptieren und mich an ihm erfreuen?

Farbkreismalen

Neben der Betrachtung der spontan gewählten Lieblingsfarbe kann Ihnen auch das Malen eines Farbenkreises aller sechs bunten Farben zur Selbsterkenntnis verhelfen. Die Aufgabe lautet: Versuchen Sie einen Farbenkreis mit möglichst fließenden Übergängen zwischen den sechs Farben zu malen.

Wenn Sie mit Farbstiften oder Aquarellfarben einen Farbenkreis gestalten, werden Sie bemerken, dass einige Farbübergänge Ihnen Schwierigkeiten bereiten. Es gelingt Ihnen nur mit Mühe oder gar nicht, an diesen Stellen bruchlose Übergänge zu malen. Meistens ergeben sich ein oder zwei Problemzonen. Diese Problemzonen zeigen inneren Widerstände an, die mit dem Ausdruck der beiden beteiligten Farben zusammenhängen.

Wenn es Ihnen z.B. nicht gelingt, den Übergang zwischen Gelb und Grün bruchlos zu gestalten, hilft es Ihnen, sich ausgiebig mit der Farbe Grün zu beschäftigen. Lesen Sie sich dazu das Kapitel zur Farbe Grün durch und den Text zu Grün als Lieblingsfarbe oder abgelehnte Farbe im vorigen Abschnitt »Die Lieblingsfarbe«.

Wenn Sie diese Übung regelmäßig ein bis zweimal pro Woche über einen längeren Zeitraum durchführen, schärfen Sie nicht nur Ihre Farbwahrnehmung, sondern Sie werden auch bemerken, wie sich an den verschiedenen Tagen Ihre Tagesform und – wenn Sie so wollen – Ihre Lernaufgabe ändert.

Es bewährt sich, bei den problematischen Übergängen stets die Farbe zu betrachten, zu der der Übergang hin erfolgt. Dabei spielt es keine Rolle, ob Sie Ihren Farbenkreis von Violett über Blau, Grün, Gelb, Orange nach Rot hin gestalten oder in der entgegengesetzten Reihenfolge. Ich würde Ihnen empfehlen, nach einiger Zeit die Reihenfolge zu verkehren – besonders dann, wenn Ihnen die Übergänge in einer Richtung keine Schwierigkeiten mehr bereiten.

Diese Farbenkreisübung gibt Ihnen zunächst ein Bild Ihres aktuellen Zustands. Treten jedoch Brüche bei den Farbübergängen über längere Zeit immer an der gleichen Stelle auf, drückt sich hierin eine grundsätzliche psychologische Struktur aus.

Farborakel

Beim Farborakel handelt es sich um ein Spiel, das Sie in unterhaltsamer Weise in das Wesen der sechs bunten Farben einführt. Sie benötigen dazu einen Würfel.

Nummerieren Sie die Farben des Farbenkreises wie folgt:

Rot 1 Orange 2 Gelb 3 Grün 4 Blau 5 Violett 6

Variante 1 – Sie spielen allein

Würfeln Sie und wenden Sie sich der Farbe zu, die der Anzahl der Augen entspricht, die Ihr Würfel zeigt. Nun beginnen Sie, sich all das zu vergegenwärtigen, was Ihnen zu dieser Farbe spontan in den Sinn kommt.

Dann würfeln Sie abermals (solange, bis der Würfel eine andere Augenzahl als beim ersten Wurf zeigt) und wenden sich dieser neuen Farbe zu und schauen, was Ihnen zu dieser Farbe einfällt.

Im dritten Schritt werden Sie mit Farbstiften oder anderen Farben diese beiden Farben gegeneinander setzen. Versuchen Sie, genau die Nuancen der beiden Farben zu finden, die Sie als harmonisch empfinden. Sie können auch ein Bild nur in diesen beiden Farben gestalten oder Muster in diesen beiden Farben entwickeln.

Diese Übung schult Ihre Farbwahrnehmung in kurzer Zeit. Sie kann erweitert werden, indem Sie drei- oder viermal würfeln. Allerdings würde ich das erst empfehlen, wenn Sie einige Erfahrungen mit zweimaligen Würfeln gewonnen haben.

Variante 2 – Sie spielen zu zweit

Bei dieser Spielvariante würfelt zuerst der erste Spieler und stellt dann die entsprechende Farbe dem anderen Spieler vor. Es macht den meisten Spaß, wenn man sich selbst mit der Farbe identifiziert und sich dem anderen als diese Farbe vorstellt. Der zweite Spieler geht danach genauso vor.

Im dritten Schritt versuchen beide Spieler gemeinsam ein Muster oder ein Bild mit diesen beiden Farben und ihren Nuancen zu gestalten.

Bei einer anderen Variante dieses Spiels sucht sich entweder der erste Spieler eine der sechs Farben aus oder lässt den Würfel die Farbe bestimmen. Der andere Spieler darf nicht wissen, um welche Farbe es sich handelt. Der erste Spieler stellt dem anderen Spieler die Farbe so vor, dass dieser möglichst lange Zeit benötigt, um die Farbe zu erraten.

Hat der zweite Spieler die Farbe erraten, lässt dieser in gleicher Weise den ersten Spieler die neue (oder auch gleiche) Farbe erraten.

Bei diesem Spiel kommt es auf die Geschicklichkeit an, eine Farbe geheimnisvoll darzustellen. Dazu hilft es, über alle möglichen Aspekt dieser Farbe informiert zu sein.

Mit einer drastischen Variation dieses Spiels wurde ich durch eine englische Künstlerin bekannt gemacht. Sie lassen wieder den Würfel eine der sechs Farben bestimmen und werden daraufhin den nächsten Tag so weit wie möglich in dieser Farbe gekleidet gehen. Abends führen Sie Tagebuch über dieses Erlebnis. Bei dieser Übung fiel es mir leichter, sie mit zwei Würfen und somit mit zwei Farben durchzuführen.

Literatur/Websites

Albrecht, Hans Joachim:	Farbe als Sprache, Köln 1976
Bjerke, Andre:	Neue Beiträge zu Goethes Farbenlehre, Stuttgart o.J. (1963)
Faber, Stephanie:	Mein Farbenbuch, München 1987
Frieling, Heinrich:	Praktische Farbenlehre, München o.J. (1956)
Gage, John:	Kulturgeschichte der Farbe, Ravensburg 1994
Goethe, Johann Wolfgang von:	Farbenlehre. Mit Einleitung und Kommentar von Rudolf Steiner. Hrsg. v. Gerhard Ott und Heinrich O. Proskauer, ungekürzte Ausgabe, Stuttgart 1984 (dreibändige Ausgabe)
Heller, Eva:	Wie Farben wirken, Reinbek 1989
Helmholtz, Hermann von:	Über das Sehen des Menschen. In: Vorträge und Reden, Braunschweig 1855
Itten, Johannes:	Kunst der Farbe, Ravensburg 1987
Kandinsky, Wassily:	Über das Geistige in der Kunst, München 1912
Kandinsky, Wassily:	Punkt und Linie zu Fläche, München 1926
Küppers, Harald:	Die Logik der Farbe, München 1981
Schöne, Albrecht:	Goethes Farbentheologie, München 1987
Theroux, Alexander:	Primary Colors. Three Essays, New York 2000
Theroux, Alexander:	Secondary Colors. Three Essays, New York 2001
Vollmar, Klausbernd:	Das große Handbuch der Farben, Krummwisch 2005
Vollmar, Klausbernd:	Das Geheimnis der Farbe Weiß. Weiß zwischen Unschuld und Verführung, Bern 1999 (nur noch über den Autor zu beziehen)
Vollmar, Klausbernd:	Das Geheimnis der Farbe Schwarz. Psychologie, Mythos, Symbolik, Bern 1998 (nur noch über den Autor zu beziehen)
Vollmar, Klausbernd:	Das Geheimnis der Farbe Rot, Freiburg/Br. 2001 (nur über den Autor noch zu beziehen)
Welsch, Norbert; Claus Christian Liebmann:	Farben, Heidelberg 2004
Wik, Rainer:	Bauhauspädagogik, Köln 1982
Wingler, Hans:	Das Bauhaus, Köln 1979

Im Internet finden Sie differenzierte Informationen zur Farbe auf folgenden Seiten:
www.filmscanner.info/Farbmodelle.html
www.gris.uni-tuebingen.de/projects/vis/coursebook/visualization/perception/color
www.kfki.hu/~arthp/html/p/piero/francesc/index.html

Der Autor

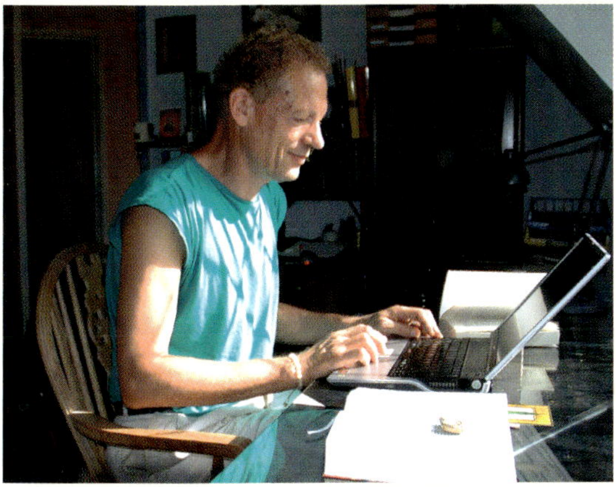

Klausbernd Vollmar, Diplompsychologe und Autor, wurde 1946 vor den Toren Kölns geboren. Abgeschlossenes Studium der Germanistik, Linguistik, Philosophie und Geowissenschaften, Lektor des Goethe-Instituts in Finnland, Forschungsstipendiat des Canada Council und Lehrauftrag an der McGill University/ Montreal. Zweitstudium der Psychologie. Leiter eines Therapiezentrums in Amsterdam, längere Aufenthalte in Findhorn und Nepal. Schüler von Freifrau Dr. Olga von Ungern-Sternberg und dem Schamanen Black Horse Chavers, langjähriges Mitglied einer englischen Gurdjieff-Gruppe. Mitbegründer der Internetfirma TraumOnline (www.traumonline.eu), die umfangreich über das Thema Symbolik & Traumwelten informiert und Beratungen & Seminare in diesem Bereich anbietet.

Er lebt in England und hält seit Jahren Seminare & Vorträge. Er führt Einzelberatungen durch, leitet Gruppen und spielt manchmal Hausherr eines Salons, wenn er nicht gerade das Spiel von Licht und Wellen auf See genießt.

Seine Bücher sind in mehr als fünfzehn Sprachen übersetzt. Er ist im Radio zu hören und im Fernsehen zu sehen.

Seminarhinweis

Wer Interesse an Vorträgen, Workshops und (Ferien-) Kursen in Kleingruppen oder an Einzelberatung in deutscher Sprache hat, der wendet sich bitte an:

Klausbernd Vollmar
Rhu-Sila
Cley next the Sea
Holt/Norfolk NR 25 7UD
England

0044 1263 740304
mail@kbvollmar.de
www.kbvollmar.de
www.traumonline.eu